O EXAME DE LABORATÓRIO NA HORA DA VERDADE

Como a medicina baseada em evidências pode
agregar valor às análises clínicas

O EXAME DE LABORATÓRIO NA HORA DA VERDADE

Como a medicina baseada em evidências pode agregar valor às análises clínicas

RODRIGO ECHEVERRIA FLORES

Graduado em Farmácia e Bioquímica.
Especialista em Análises Clínicas e Mestre em Clínica Médica-Ciências da Saúde.
Professor das disciplinas de Epidemiologia e Imunologia Clínicas em cursos de pós-graduação em Análises Clínicas.
Universidade Regional Integrada URI - Erechim

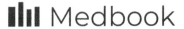

O EXAME DE LABORATÓRIO NA HORA DA VERDADE
Como a medicina baseada em evidências pode agregar valor às análises clínicas
Direitos exclusivos para a língua portuguesa
Copyright © 2024 by Medbook Editora Científica Ltda.

Os organizadores e a editora não podem ser responsabilizados pelo uso impróprio nem pela aplicação incorreta de produto apresentado nesta obra. Apesar de terem envidado esforço máximo para localizar os detentores dos direitos autorais de qualquer material utilizado, os organizadores e a editora estão dispostos a acertos posteriores caso, inadvertidamente, a identificação de algum deles tenha sido omitida.

Editoração Eletrônica: Futura
Capa: Eduardo Nascimento

Reservados todos os direitos. É proibida a duplicação ou reprodução deste volume, no todo ou em parte, sob quaisquer formas ou por quaisquer meios (eletrônico, mecânico, gravação, fotocópia, distribuição na Web ou outros), sem permissão expressa da Editora.

CIP-BRASIL. CATALOGAÇÃO NA PUBLICAÇÃO
SINDICATO NACIONAL DOS EDITORES DE LIVROS, RJ

F657e

Flores, Rodrigo Echeverria
  O exame de laboratório na hora da verdade: como a medicina baseada em evidências pode agregar valor às análises clínicas/Rodrigo Echeverria Flores. – 1. ed., reimpr. – Rio de Janeiro: Medbook, 2024.
  168 p.; 23 cm.

  "Análise clínica, laboratório, biomedicina"
  ISBN 978-65-5783-104-5

  1. Diagnóstico de laboratório. 2. Medicina baseada em evidências. I. Título.

24-92450
CDD: 616.0756
CDU: 616-074:551.4.012

Gabriela Faray Ferreira Lopes - Bibliotecária - CRB-7/6643
20/06/2024 25/06/2024

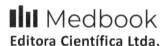

Editora Científica Ltda.
Avenida Treze de Maio 41/sala 804 – Cep 20.031-007 – Rio de Janeiro – RJ
Telefone: (21) 2502-4438 – www.medbookeditora.com.br – instagram: @medbookoficial
contato@medbookeditora.com.br – vendasrj@medbookeditora.com.br

A Elisangela, Daniela e Arthur, que apoiaram e incentivaram
todos os momentos deste projeto.

Prefácio

Rodrigo Flores, há mais de 30 anos, atua na área de laboratório médico. É graduado em Farmácia e Bioquímica, Especialista em Análises Clínicas e Mestre em Clínica Médica – Ciências da Saúde. Com a sua experiência e expertise, foi professor de Imunologia em cursos de graduação de Farmácia e, atualmente, é professor de Epidemiologia e Imunologia Clínicas em cursos de pós-graduação em Análises Clínicas.

Tive a oportunidade de conhecê-lo na década de 1990, na época em que ele fez seu Mestrado num estudo sobre citocinas, no qual trabalhamos juntos em alguns aspectos. Chamava a atenção sua objetividade, visando correlacionar as alterações imunológicas encontradas em pacientes com toxoplasmose e a severidade da doença. Desde então, seguimos em permanente cooperação e estudos, o que sempre aumenta a nossa capacidade de entendimento dos pacientes que acompanhamos.

Flores sempre teve a inquietude de ir além do que a simples leitura de um exame; buscava entender o que traria mais benefícios para os pacientes. E este é o objetivo da ciência, tanto na área médica como na área de análises laboratoriais; uma interação entre o técnico do laboratório que realiza o exame e o médico, o que ele nomina no seu livro de integração cérebro a cérebro.

Com a sua sabedoria constatou que a simples interpretação de um exame nos seus parâmetros normais limita muito o entendimento do que pode estar ocorrendo. Na verdade, os exames são mais do que isso. Existe uma interpretação mais detalhada e é neste aspecto que ele propõe um aprofundamento e um entendimento melhor do que significa um exame.

Uma coisa que não é ensinada nas faculdades de medicina é a importância dos exames laboratoriais. Existe pouco treinamento para a interpretação adequada desses exames. Muitos médicos saem da Faculdade de Medicina dizendo, por exemplo, que o hemograma é um exame que não tem importância. Pelo contrário, o hemograma é um exame riquíssimo, se o médico souber lê-lo e interpretá-lo; há muitas informações que podem ser obtidas a partir dele. Este é um dos sentidos que este livro provoca. Que se possa aprofundar o entendimento de um simples exame.

Na prática clínica encontramos vários pacientes com doenças avançadas que poderiam ter sido diagnosticadas com exames simples e de custo baixo. Pacientes às vezes vão para a hemodiálise sem antes terem passado por uma investigação básica.

Este livro, abrangente e valioso, mostra a obra do Dr. Rodrigo, pesquisador experiente e perspicaz e é de extrema valia para todos. Indica inúmeros aspectos que precisam e podem ainda ser pesquisados.

Quando o autor se refere aos Valores de Referência como final do ciclo analítico do Laboratório, ele mostra a dificuldade da obtenção de Intervalos Referenciais fidedignos, que sejam úteis e comparáveis às fases do processo laboratorial, pré-analítica e analítica. Ele mostra que o conhecimento dessa limitação é muito importante, como em qualquer área da ciência. Sabermos qual é a nossa limitação nos permite trabalhar com mais consistência e obter melhores resultados para os nossos pacientes.

Com propriedade, Dr. Rodrigo questiona o termo normalidade, utilizado para representar aqueles marcadores saudáveis, em que se encontram 95% da população. Segundo ele, este termo já não é o mais adequado. Estas observações serão muito úteis para todos os que vierem a ler o seu livro

Uma Seção interessante é a dos Casos Práticos, mostrando cinco situações nas quais ele avalia, entre outras coisas, o ciclo laboratorial tradicional. Qualquer erro que possa ocorrer desde a coleta do material biológico e o final, que é a elaboração do laudo, pode afetar a qualidade do produto, que é o exame de laboratório. Não basta, na acertada visão do Dr. Rodrigo, continuar a realizar exames cada vez mais precisos e exatos sem melhorar a qualidade das solicitações e da interpretação.

Ele conclui que o segredo é a comunicação entre quem solicita o exame e quem o realiza, e a linguagem adequada para esse diálogo é a da Medicina Baseada em Evidências. Portanto, a integração cérebro a cérebro é o ponto crucial de um bom resultado para o paciente.

Este livro, abrangente e valioso, mostra a obra de um Bioquímico, Mestre e Pesquisador maduro e perspicaz, e é de extrema valia a todos. Indica inúmeros aspectos que ainda precisam e podem ser pesquisados entre nós. Mostra principalmente o valor e o sucesso daqueles que têm ideias, sabem pensar, trabalham arduamente e são capazes de concatenar ideias e profissionais de diversas áreas.

Dr. Cláudio Silveira
Doutor em Medicina pela UNIFESP.
Especialista em Oftalmologia pelo CBO.
Pesquisador chefe do Centro de Referência Regional
em Toxoplasmose - Erechim-RS

Introdução

Um médico analisa resultados de exames laboratoriais de seu paciente buscando, nos números ali expressos, respostas para suas dúvidas surgidas na consulta inicial. Essa cena repete-se milhões de vezes todos os dias em todos os cantos do mundo. Não há atividade médica individual mais volumosa do que a medicina laboratorial. A importância desse momento não é pequena. Grande parte das decisões que o clínico vai tomar em relação à saúde de seu paciente será baseada naqueles resultados.

O momento descrito acima é o final de um processo complexo e trabalhoso, que teve início quando o teste foi solicitado e a partir do qual começa o chamado ciclo laboratorial, que abrange as fases conhecidas como pré-analíticas, analíticas e pós-analíticas e envolve uma série de profissionais e equipamentos especializados que trabalham em prol da produção de resultados exatos e precisos. Conforme esperado em todo empreendimento humano, há possibilidade de erros nesse caminho. Para mitigá-los muito se tem investido em máquinas, treinamento, padronização e controle de processos. Os laboratórios que eram manuais e quase artesanais há algumas décadas, hoje são tecnológicos e, em alguns casos, industriais, conseguindo produzir mais e melhores exames, cada vez mais acurados. Os erros, entretanto, não desapareceram, apenas mudaram de localização no ciclo. As novas tecnologias possibilitaram o surgimento de milhares de tipos diferentes de exames e o excesso, sabemos, pode ser tão danoso quanto a escassez. Há dificuldades, tanto por parte dos solicitantes quanto pelos que realizam os testes, para manejar esses novos recursos e utilizá-los da melhor maneira possível. Para entendermos esse novo momento e seus desafios é necessário ampliar a visão para além das paredes do laboratório, adicionando duas novas etapas ao ciclo tradicional: a pré-pré-analítica e a pós-pós-analítica, pois são nelas que ocorre agora a maior incidência de erros relacionados à medicina laboratorial. [1]

Um marco importante nessa abordagem mais ampla do processo de análises laboratoriais foi lançado pelo patologista americano George Lundberg em um editorial no The Journal of the American Medical Association. [2] "De que adianta o hospital ter um laboratório que faz o melhor exame do mundo se os clínicos não agirem nos resultados importantes?" Esta frase de abertura do artigo ainda faz muito sentido, mesmo passados mais de 40 anos. Neste livro trataremos de aspectos ligados aos erros relacionados a exames que ocorrem fora do laboratório, provocando o leitor a refletir sobre como minimizá-los. Não trataremos de questões analíticas. Vamos considerar que o resultado que chega à mão do médico, como diz o professor Lundberg, é o do melhor exame possível. Como, mesmo sendo quase perfeito, o resultado de um teste pode não auxiliar a melhorar a saúde do paciente? O ciclo cérebro a cérebro, proposto no mesmo editorial do JAMA, vai nos acompanhar em toda a jornada, ajudando a ilustrar nossos argumentos e responder a essa pergunta (ver Figura 1).

Não por acaso é o cérebro do médico solicitante que está no início e no fim do circuito. Se o exame requisitado não era adequado para responder a dúvida clínica ou se o resultado não for bem interpretado, mesmo o melhor exame do mundo falhará na sua missão de gerar benefícios na saúde do paciente. Existem dois caminhos que o responsável por laboratório clínico pode seguir, ao enfrentar essa limitação ao sucesso

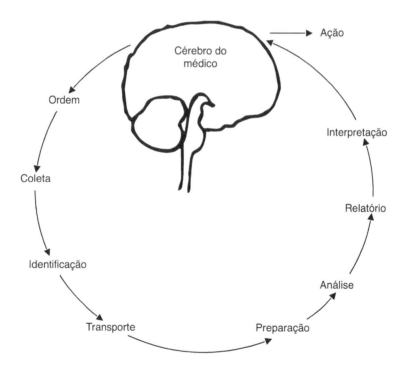

Figura 1 As nove etapas do ciclo cérebro a cérebro de qualquer teste laboratorial. [2]

de seu trabalho: ignorá-la, pois ele já fez o melhor possível e agora é problema do médico, ou agir para aprimorar as fases do ciclo que acontecem fora da sua bancada. Este livro é sobre o segundo caminho: vamos abordar formas de otimizar a utilização dos exames laboratoriais, tratando das etapas em que há a interface clinicolaboratorial, as fases que iniciam e fecham o ciclo cérebro a cérebro. Como pontuaram os professores Gerard Siest e Mario Plebani em um editorial de 2008, iniciamos nossa carreira como bioquímicos, mas agora, mais velhos, temos que nos tornar especialistas em Medicina Laboratorial, para dar conta das mudanças que estamos experimentando.[3] Na primeira parte do livro vamos falar sobre os valores de referência, sem os quais não há interpretação de resultados laboratoriais. O cérebro do clínico foi treinado a comparar o número do exame de seu paciente com os números de um intervalo "normal". Cuidar desta referência é tão importante para o analista clínico quanto fazer corretamente o procedimento analítico. Comparar um resultado correto com um intervalo de referência errado invalida o trabalho realizado pelo laboratório. Na segunda parte vamos discutir como a Medicina Baseada em Evidências (MBE) pode ajudar a melhorar a interface clinicolaboratorial. Se as fases mais relevantes do ciclo do exame de laboratório, por serem cognitivas, dependem de informação, a linguagem dessa interação, a nosso ver, deve ser a da MBE. Basear a troca de conhecimento entre médicos e analistas nas melhores evidências científicas vai garantir que estejamos mais próximos de fechar o ciclo cérebro a cérebro cumprindo a missão de beneficiar o paciente.

Sumário

Introdução ix

PARTE I • Os valores de referência 1

1. O intervalo de referência baseado na normalidade 5
2. O limite de decisão clínica como valor de referência 19
3. Variabilidade biológica e os valores de referência individuais 37
4. Harmonização interlaboratorial e a interpretação de resultados 49

PARTE II • Medicina laboratorial baseada em evidências 55

5. Epidemiologia clínica aplicada ao laboratório 57
6. Avaliação de exames baseada em desfechos clínicos 79
7. Como buscar e avaliar as evidências 95
8. O laudo laboratorial baseado em evidências 113

PARTE III • Casos práticos 121

1. PSA: um exame à procura de um valor de referência? 123
2. Fator antinúcleo. um bom teste mal utilizado? 127
3. O exame de anticorpos antitireoglobulina 131
4. A sorologia para doença celíaca e a subutilização de exames laboratoriais 137
5. Eficácia, efetividade e eficiência de um teste laboratorial 141

Referências 145

Índice Remissivo 153

PARTE

I

Os valores de referência

O final do ciclo analítico do laboratório é a produção do laudo com a explicitação do resultado obtido, ao lado do chamado valor de referência ou intervalo de referência, utilizado pelo clínico para a comparação do comportamento do parâmetro de seu paciente com o da população sadia. Assim como em todos as outras etapas da realização do exame, aqui vamos nos deparar com uma série de interferentes e variáveis que podem enviesar a interpretação do clínico, seja por desconhecimento das limitações desses intervalos de normalidade por parte de quem interpreta, seja pela utilização de valores de referência inadequados à metodologia ou à população por parte do laboratório.

As dificuldades na obtenção de intervalos referenciais realmente fidedignos e úteis são comparáveis àquelas encontradas nas fases anteriores do processo laboratorial (pré-analítica e analítica) mas, geralmente, a atenção dada a essa etapa é menor. Com isso em mente fica fácil imaginar que muitos dos valores de referência utilizados na rotina tenham insuficiências que colocam em risco todo o esforço desprendido na jornada que a amostra biológica tem de percorrer desde a coleta até a produção de um resultado com os critérios de precisão e exatidão aceitáveis.

De fato, a colocação de um intervalo de referência inadequado, ao lado de um resultado que esteja analiticamente correto, pode tornar este inútil, justamente no momento em que mais importa: no consultório médico, onde o clínico está em frente ao paciente, prestes a tomar decisões que afetarão a vida deste.

O caminho a ser percorrido pelo laboratório em busca da identificação e correção de eventuais problemas em seus intervalos de referência é tão árduo quanto o que já foi trilhado até aquele momento. Cheio de interferentes e armadilhas que não podem ser negligenciadas, mas que muitas vezes, por desconhecimento ou pela enganosa suposição de que a interpretação do resultado cabe exclusivamente ao médico solicitante, são simplesmente ignoradas. A tarefa do laboratório não se encerra com a liberação do resultado, exceto se esse laudo contiver tanto um resultado que represente a realidade biológica do analito pesquisado na amostra do paciente, quanto o comportamento desse mesmo parâmetro na população considerada "sadia".

Por motivos diversos, que incluem, por exemplo, a facilidade de obter o valor de referência na bula do fabricante do reagente que foi usado para a realização do exame, essa fase crítica é deixada em segundo plano e a energia gasta com ela é muito menor do que em outras fases do processo e menor também do que o mínimo necessário para que a análise laboratorial cumpra, enfim, o destino para o qual foi pensada. Ao não garantir que aquele resultado possa ser interpretado corretamente por falta de um valor comparativo adequado, o laboratório abdica de garantir que seu exame tenha qualidade até o final do ciclo e pode estar contribuindo para erros médicos e iatrogenias.

Para assegurar que o teste laboratorial cumpra seus requisitos de qualidade é preciso que se gaste tempo e energia com a obtenção de valores de referência que representem realmente aquilo que o clínico acredita que ele seja: um retrato do comportamento daquele parâmetro na população considerada sadia, ou sem doença (embora esse termo não seja o mais indicado, como veremos). Isso engloba o relato das fontes em que aquele intervalo de referência foi obtido, suas limitações e quais são os pontos mais comuns de discordância e de variabilidades que podem influenciar a correta interpretação do exame.

Aos que entendem a lógica do raciocínio clínico, entretanto, parece óbvio que mesmo se for corretamente elaborado e reportado o intervalo de referência sozinho não dará conta da tarefa de guiar o clínico em suas decisões. A complexidade do diagnóstico ou do monitoramento clínico por meio de exames não pode ser completamente solucionada com um intervalo comparativo, por mais correta que a representação da população supostamente de referência fosse expressa nesses números. Há necessidade de muito mais. Nas ocasiões em que o exame laboratorial é utilizado visando ao monitoramento, por exemplo, outras variáveis entram em cena e o clínico necessitará mais do que um simples intervalo de referência. É necessário agregar novas informações, tais como a mensuração da diferença crítica entre dois resultados consecutivos e o grau de harmonização entre metodologias distintas para um mesmo exame, entre outras.

Para agregar valor ao laudo e garantir a qualidade necessária ao pós- pós-analítico, o responsável pelo laboratório deve ter em mente os conceitos da estatística e da epidemiologia clínica, os pilares da chamada Medicina Baseada em Evidências que, na nossa opinião, devem nortear tanto a elaboração ou a escolha do melhor intervalo de referência possível, como a seleção e a elaboração das informações adicionais que possam ser necessárias para garantir que se extraia toda a informação relevante implícita naquele resultado.

Nos capítulos a seguir discorreremos sobre alguns dos pontos mais importantes a serem levados em conta nessa tarefa. O objetivo final é que o exame laboratorial possa ser agregado com segurança aos aspectos clínicos do diagnóstico que, por fim, devem definir soberanamente a condição de saúde ou doença do paciente.

O intervalo de referência baseado na normalidade

1

Por tradição e mesmo por exigência de órgãos de controle e fiscalização, todo resultado laboratorial deve apresentar ao lado um valor de referência para fins comparativos. A facilidade em obtê-lo nas bulas de reagentes ou na internet contrasta com a dificuldade em inferir se o intervalo referencial que está sendo usado é o mais adequado à metodologia e à população local. Essa avaliação crítica é fundamental para a qualidade do pós-analítico e se revelará uma tarefa um tanto indigesta, como veremos a seguir.

Partiremos da definição do que seja um Intervalo de Referência (IR). A publicação mais utilizada como guia para esse assunto é a do CLSI (Clinical Laboratory Standards Institute), anteriormente conhecido como NCCLS (National Committee for Clinical Laboratory Standards), que desde os anos de 1960 atua como órgão balizador da padronização laboratorial mundial. Sua diretriz específica desse assunto (*Defining, establishing and verifying reference intervals in clinical laboratory*) está em sua terceira edição e foi revisada em 2016. Para o CLSI, o intervalo de referência é o que compreende dois limites de referência, um baixo e um alto, sendo esses limites, por sua vez, derivados de uma distribuição obtida em uma amostra de indivíduos selecionados que representam uma população de referência, sabidamente saudável, selecionada com critérios bem estabelecidos, com um determinado grau de confiança estatística (normalmente 95%) (ver Figura 2). [4]

Em outras palavras, teremos de ser capazes de encontrar para cada parâmetro pesquisado no laboratório, um intervalo que represente os valores encontrados daquele marcador em 95% da população saudável. Assim, o clínico poderá comparar o resultado de seu paciente com o intervalo e verificar se ele está dentro do que se habituou considerar a chamada "normalidade", hoje um termo não mais recomendado.

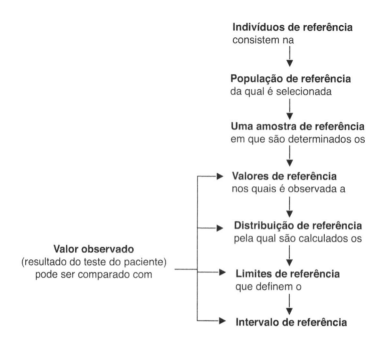

Figura 2 Elaboração do Intervalo de Referência.[7]

Como bem podemos imaginar, a tarefa é árdua. O aconselhável é que cada laboratório conduza estudos que levem ao estabelecimento desses valores, que estariam, dessa forma, adaptados à sua população e à sua metodologia. O próprio documento do CLSI reconhece que, na prática, isso não ocorre. Na verdade, estamos muito longe disso. No mundo real dos laboratórios brasileiros, os IRs são buscados na bula do fabricante do teste, que raramente descreve como eles foram obtidos e, quando descreve, mesmo superficialmente, é possível notar que, em muitos casos, não foram cumpridas as recomendações da diretriz do CLSI no procedimento. Em um levantamento feito nos Estados Unidos, a maioria dos 163 laboratórios pesquisados não realizava a determinação de valores referenciais próprios e, quando comparados os intervalos propostos para sete parâmetros laboratoriais rotineiros (cálcio, TSH, plaquetas, hemoglobina, magnésio, potássio e tempo de tromboplastina), observou-se que, embora em uma pequena percentagem dos casos, havia discrepâncias consideráveis entre eles, sendo observado, inclusive, uma situação em que não havia intersecção entre duas faixas de normalidade para o mesmo parâmetro.[5]

O grupo de trabalho que trata da harmonização de valores de referência da Canadian Society of Clinical Chemists (CSCC) publicou em 2017 o resultado de pesquisa semelhante, realizada com 37 laboratórios do país. Diferenças significativas foram encontradas nos intervalos reportados, inclusive em serviços que utilizavam metodologias idênticas. As maiores discrepâncias foram nas enzimas hepáticas transaminases (AST e ALT) e fosfatase alcalina, notadamente nos limites referenciais pediátricos. [6] Cabe ressaltar que o intervalo de referência tradicional, graças também a essas insuficiências, vem sendo substituído por outras alternativas mais adequadas a alguns casos. A mais frequente opção é o uso do chamado limite de decisão clínica, que utiliza pontos de corte baseados em estudos epidemiológicos como limites para a tomada de decisão clínica. Discutiremos esse tipo específico de abordagem no capítulo seguinte.

Como otimizar o pós-pós-analítico e garantir a melhor utilização possível dos exames laboratoriais se um dos pontos cruciais da avaliação desses resultados é tão sofrível? Essa preocupação, por óbvio, não é só nossa. Sociedades científicas do mundo todo se dedicam a diminuir essa lacuna entre o IR real e o ideal. Um de nossos objetivos com este livro é oferecer um conhecimento mínimo para que o responsável pela elaboração de laudos laboratoriais possa buscar e validar o melhor valor de referência possível para cada um de seus exames. Iniciaremos pelo mundo ideal.

COMO OS INTERVALOS DE REFERÊNCIA DEVEM SER ELABORADOS?

Para respondermos a esta pergunta utilizaremos os conceitos e as recomendações do documento do CLSI EP28-A3, já citado anteriormente, *Defining, establishing and verifying reference intervals in clinical laboratory*. Nosso objetivo aqui é que, conhecendo as bases das recomendações, possamos tanto conduzir estudos de estabelecimento de valores de referência próprios, como analisar criticamente os intervalos propostos por fabricantes de testes ou pela literatura.

Para podermos entender como, na prática, deve ser elaborado um IR realmente útil para o propósito de servir como ferramenta de comparação para o clínico, seguiremos as etapas da tarefa em ordem cronológica, analisando suas particularidades e fazendo breves revisões de estatística, quando possível.

SELEÇÃO DA AMOSTRA

Uma população é um conjunto de indivíduos com as mesmas características, como, por exemplo, todos os brasileiros aptos a votar nas eleições. Havendo o interesse em conhecer as preferências dessa população, é possível escolher uma amostra desse universo para realizar uma pesquisa de opinião. Se a amostra for bem selecionada, ela será representativa da população da qual se originou e poderemos inferir que os dados levantados nessa fração da população representam, com um determinado grau de confiança, a opinião de todos os eleitores brasileiros. É assim que, em todas as eleições, diversos institutos de pesquisa são capazes de prever o voto de milhões de eleitores, ouvindo apenas alguns milhares deles. Obviamente não é possível que essas

2 a 3 mil entrevistas sejam feitas ao acaso, sem nenhum critério de pré-seleção. É preciso dividir a amostra em estratos que incluem idade, gênero, classes sociais, entre outros, respeitando a distribuição desses mesmos estratos na população.

No nosso caso específico, o que nos interessa é a chamada população de referência, ou seja, aquela que inclua somente os indivíduos com critérios de saúde tais que possam ser considerados como parâmetros de comparação para um determinado exame. Por exemplo, caso estejamos interessados em intervalos de referência para testes de função tireoideana, a população de referência deve ser a dos eutiroideos e a amostra deve, então, ser representativa desse universo de pessoas.

Os critérios para que o indivíduo seja considerado apto para essa amostra de referência variam, portanto, segundo o que se pretende avaliar. Esses parâmetros devem estar registrados antes do início do estudo e devem ser os mais objetivos possíveis. Podem ser utilizados nessa definição questionários, exame físico, testes laboratoriais, histórico clínico, entre outros. Quanto melhor for essa seleção, mais fidedigno será o intervalo de referência gerado. No exemplo dos testes de função tireoideana, os critérios podem incluir exame físico da tireoide, histórico clínico e exames de laboratório. Usando um exemplo prático, poderíamos definir como critério de inclusão do indivíduo na amostra de referência para estabelecer valores de T3 livre: exame físico normal de tireoide, ausência de histórico de doenças tireoideanas na família e resultados de TSH dentro de intervalos predefinidos. Devem ser levados em conta também critérios de exclusão que podem variar de caso para caso (consumo de álcool, uso de medicamentos, gravidez, obesidade, entre outros). Pode ser necessário, em algumas situações, a divisão da amostra de referência em partes que tenham alguma diferença relevante. A idade e o gênero são divisões que a maioria das amostras de referência deve ter. Outras podem ser necessárias, como gravidez, etapa do ciclo menstrual e tabagismo. A separação dessas classes melhora a qualidade do estudo, mas traz como consequência mais variáveis para serem controladas na inclusão e, portanto, aumento do número de indivíduos (n) da amostra a ser analisada. Tanto os critérios de exclusão quanto as estratificações podem ser identificados por meio de questionários simples aplicados aos candidatos participantes da amostra de referência.

Importante salientar, tanto para quem vai elaborar um estudo para estabelecer um intervalo de referência quanto para quem vai avaliar criticamente aqueles disponíveis nas bulas de reagentes ou na literatura especializada, que o conceito de usar uma amostra de indivíduos jovens aparentemente saudáveis não é a melhor das estratégias. As diretrizes do CLSI recomendam que a amostra de referência seja representativa, sempre que possível, da população que costuma estar em avaliação médica. Em estudos que estabeleçam intervalos de referência para a troponina (marcador de infarto do miocárdio), por exemplo, alguns pesquisadores utilizam uma amostra de indivíduos chamados de "cardio-healthy", ou seja, que tenham similaridades com a população que está em maior risco de doença cardiovascular, mas que, no momento da coleta do exame, foi avaliada como saudável para esse critério. [8]

A seleção dessa amostra pode ser feita de maneira direta ou indireta. A forma direta ocorre selecionando-se os possíveis indivíduos de referência de maneira antecipada com critérios de seleção predefinidos. Assim, questionários, avaliações e exames são realizados antes da seleção final. A seleção indireta pode utilizar a base de dados do laboratório ou do hospital e ocorre uma escolha por critérios preestabelecidos, usando os dados de cadastro e resultados já realizados e arquivados. Embora seu uso possa ser indicado em algumas populações especiais, como a pediátrica, a seleção da amostra por meio de banco de dados pode não ser capaz de gerar intervalos de referência tão fidedignos quanto quando a escolha é realizada de forma direta, segundo a diretriz do CLSI. Se a opção, mesmo assim, for pela coleta indireta de dados, devemos priorizar a escolha de indivíduos que procuraram o serviço de saúde para exames de rotina, cirurgias menores ou mesmo doadores de sangue. De qualquer maneira, a possibilidade de viés na seleção em bases de dados sempre será maior do que quando se faz essa escolha de maneira direta.

Controle de variáveis analíticas e pré-analíticas

Antes mesmo das fases de seleção de indivíduos e coleta de dados, o laboratório que desejar estabelecer um intervalo de referência próprio deve realizar uma extensa revisão de literatura sobre o parâmetro em questão. Dessa revisão surgirão as variáveis que serão utilizadas no estabelecimento dos critérios de inclusão e exclusão dos participantes da amostra de referência, as possíveis subdivisões necessárias no intervalo (gênero, idade, gestação etc.), bem como o estabelecimento de protocolos pré-analíticos e analíticos, que no caso de métodos já realizados pelo laboratório, devem ser idênticos aos utilizados nos pacientes atendidos. Fontes de variabilidade como medicamentos, horário da coleta, jejum prévio, exercício físico antes da coleta, entre outras, devem ser estudadas caso a caso e padronizadas. Do mesmo modo, o processo analítico a que a amostra vai submeter-se deve ser controlado e padronizado a fim de diminuir ao máximo a variabilidade analítica. Não podemos perder de vista que a função do intervalo de referência é comparativa, ou seja, deve haver similaridade nos procedimentos que levam à obtenção desse intervalo com a posterior obtenção de resultados do mesmo parâmetro nos pacientes atendidos na rotina.

Tratamento estatístico dos dados

O caminho até aqui foi difícil. Foi preciso estudar o componente em questão, sua variabilidade analítica e biológica, a fim de determinar a seleção da amostra que melhor represente uma população de referência para o marcador, incluindo subgrupos que possam tornar a amostra mais homogênea e realizar os exames desejados nos indivíduos de referência selecionados. Com os resultados obtidos em mãos, é necessária a análise estatística. O primeiro passo é a observação da distribuição, que se faz com um histograma de frequência, gerado a partir de uma tabela, como exemplificado na Figura 3.

Como o que se pretende no intervalo de referência é o encontro de valores que representem o indivíduo "saudável", conforme os critérios de seleção e exclusão preestabelecidos, utilizaremos basicamente as medidas chamadas de tendência central (média e mediana) e de dispersão (desvio padrão e percentis), dependendo do tipo da distribuição gráfica dos dados. Média e desvio padrão são as mais utilizadas quando a distribuição dos dados for simétrica, gaussiana ou normal, como a do exemplo abaixo. Na distribuição simétrica, além da forma gráfica tradicional de sino, média e mediana são quase idênticas.

No caso de distribuições assimétricas, as medidas usadas são a mediana e a amplitude interquartis, ou, no caso de valores de referência, os percentis. Assim, teremos descrição de um intervalo no qual se encontram 95% dos resultados obtidos na amostra de referência, bem como o valor central desse intervalo. Para isso podemos utilizar o intervalo que vai de -1,96 desvio padrão a +1,96 desvio padrão (no caso das distribuições gaussianas ou normais) ou do percentil 2,5 até o 97,5 no caso de não conhecermos o formato da distribuição, ou de ela ser assimétrica. Na terminologia estatística, os métodos utilizados quando a distribuição dos dados é simétrica são

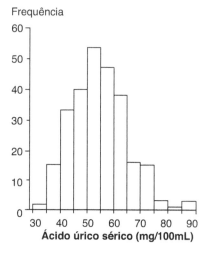

Níveis séricos de ácido úrico em 267 indivíduos normais			
Ácido úrico sérico (mg/100mL)	Frequência (n)	%	% acumulado
3,0 a 3,4	2	0,75	0,75
3,5 a 3,9	15	5,62	6,37
4,0 a 4,4	33	12,36	18,73
4,5 a 4,9	40	14,98	33,71
5,0 a 5,4	54	20,23	53,94
5,5 a 5,9	47	17,61	71,55
6,0 a 6,4	38	14,23	85,78
6,5 a 6,9	16	5,99	91,77
7,0 a 7,4	15	5,62	97,39
7,5 a 7,9	3	1,12	98,51
8,0 a 8,4	1	0,37	98,88
8,5 a 8,9	3	1,12	100,00
Total	267	100,00	–

Figura 3 Geração de uma distribuição a partir de uma tabela de frequências. [11]

os chamados paramétricos, sendo os não paramétricos aqueles usados em qualquer situação, independentemente da simetria dos dados.

No documento do CLSI que serve como diretriz para a obtenção de intervalos de referência, há a recomendação para o uso de testes não paramétricos, que não necessitam de análise prévia da distribuição, tornando a tarefa estatística facilitada. No mesmo documento, os autores ressaltam que na obtenção de um intervalo de referência fidedigno, mais importante do que a metodologia estatística utilizada, são a seleção adequada da amostra, o número adequado de indivíduos testados e o controle das variáveis pré-analíticas. Embora haja alguma discordância sobre o número ideal de amostras necessário, o documento do CLSI recomenda no mínimo 120 para cada subgrupo a ser analisado. Este tem de ser o "n" amostral depois da exclusão dos *outliers*, ou dados discrepantes. Caso não haja a possibilidade de trabalhar com amostras grandes o suficiente, podem ser usadas algumas alternativas, principalmente as da chamada estatística robusta, em que não há necessidade de eliminar os dados discrepantes (*outliers*).

Como o CLSI recomenda o uso de estatística não paramétrica, as medidas que serão usadas para caracterizar o intervalo de referência na maioria das vezes serão a mediana e o intervalo interpercentis. Os limites do intervalo, então, serão os percentis 2,5 e 97,5. Essa regra pode não valer para todos os analitos. Na troponina ultrassensível (US), por exemplo, recomenda-se o uso do percentil 99 como o limite de referência superior. Nesse caso, estamos inferindo que, se medirmos a troponina US em indivíduos saudáveis (segundo os parâmetros previamente definidos), 99% dos valores estarão abaixo do limite superior de referência.

Também é recomendável citar o chamado Intervalo de Confiança (IC) do percentil, ou seja, a margem de variabilidade que o número calculado como limite superior ou inferior de referência pode ter para um determinado grau de confiança estatística. Por exemplo, em um estudo o limite superior de referência da Gama GT

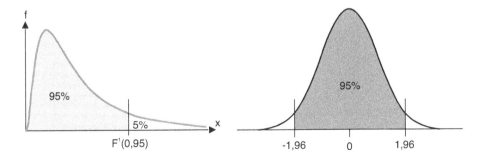

Figura 4 Uma distribuição assimétrica com o percentil 95% e uma distribuição normal com o 95% central demarcado pelo intervalo de +/− 1,96 desvio padrão.

foi de 47 UI/mL e o intervalo de confiança de 90% desse limite variou de 39 a 50. Obviamente quanto menor esse intervalo, melhor o valor de referência. Dados com muita discrepância (muito assimétricos), podem levar a intervalos de confiança maiores, que acabam por comprometer a aplicabilidade clínica dos limites de referência obtidos. Há uma recomendação de que a amplitude do IC seja menor do que 0,2 vez a amplitude do intervalo de referência. [9]

Importante ressaltar que os testes não paramétricos, recomendados pelo CLSI, apesar de mais simples e aplicáveis a qualquer tipo de distribuição (simétrica ou assimétrica) exigem um número maior de amostras. Para obtermos um intervalo de confiança de 90%, no mínimo 120 indivíduos de referência são necessários. Caso queiramos estratificar o intervalo (o que é recomendável na maioria das vezes) por idade, gênero ou outra característica, necessitamos de 120 amostras por subgrupo. Esse número (n) amostral pode, portanto, tornar-se bastante grande e essa é a maior desvantagem da estatística não paramétrica. Para resolver esse problema, análises de regressão têm sido usadas para estimar, por exemplo, intervalos de referência por idade, sem ser necessária uma amostra tão grande como a exigida pelos métodos estatísticos não paramétricos tradicionais.

Outra alternativa recomendada pelo grupo de trabalho do CLSI é o chamado método robusto, com a possibilidade de trabalhar com distribuições simétricas ou não, como os métodos não paramétricos, mas que não necessitam de um número de amostras tão elevado. A chamada estatística robusta também lida melhor com a presença de dados discrepantes nas amostras, os chamados *outliers*. Para quem deseja maiores detalhes em relação ao tratamento estatístico das amostras de referência, recomendamos a revisão de Pesce e Horn. [10]

TRANSFERÊNCIA DE VALORES DE REFERÊNCIA DE FONTES EXTERNAS

A realidade dos laboratórios brasileiros impossibilita que a maioria deles consiga seguir as determinações, descritas sucintamente nas páginas anteriores, para obter intervalos de referência próprios, que seria a situação ideal. Como consequência, no mundo real, os valores de referência de fontes externas, principalmente as bulas dos reagentes, são transcritos nos laudos como se fossem aplicáveis à população atendida pelo serviço de análises clínicas, sem nenhuma validação adicional.

Esse procedimento é corriqueiro em laboratórios dos mais variados portes e pode levar a decisões clínicas erradas. Com efeito, o clínico, na maioria das vezes, compara o resultado de seu paciente com o do intervalo de referência descrito no laudo, assumindo que este representa a faixa de valores que o analito em questão encontra-se na população "sadia". Embora muitos dos marcadores laboratoriais de rotina já possuam valores de referência consagrados ou pontos de corte bem embasados em estudos epidemiológicos e validados por entidades científicas, isso não é verdade na maioria dos parâmetros, sobretudo naqueles implantados mais recentemente na rotina clinicolaboratorial.

Portanto, cabe ao responsável técnico do laboratório conduzir uma análise crítica dos intervalos de referência fornecidos pelas bulas dos fabricantes, buscar publicações em que outros intervalos para o mesmo parâmetro tenham sido determinados e, por fim, ao decidir por um valor de referência que possa ser aplicado, validá-lo com as suas amostras, como discutiremos a seguir.

Quando falamos em análise crítica, devemos nos atentar a três aspectos principais:

1. **A amostra de referência tem similaridade com a população da minha região de atuação?** Deve haver a descrição de como foram selecionados os indivíduos da amostra de referência e se há grandes diferenças étnicas, sociais ou ambientais entre as duas populações: aquela da qual deriva a amostra de referência e a atendida pelo laboratório sob sua responsabilidade.

2. **A metodologia utilizada é a mesma que meu serviço utiliza?** Como veremos mais adiante neste livro, a falta de harmonização entre as diferentes metodologias comercialmente disponíveis para um mesmo parâmetro biológico implica em várias dificuldades no manejo desses resultados, a começar pelo intervalo de referência. Partindo do pressuposto de que os valores fornecidos pelo fabricante do reagente utilizado não são adequados por algum motivo, resta ao responsável técnico a busca de intervalos de referência em publicações científicas. Além do cuidado em relação à amostra de referência, citada no item anterior, deve-se levar em conta que a metodologia utilizada no estudo seja a mesma utilizada pelo laboratório.

3. **A metodologia estatística utilizada está conforme as diretrizes do CLSI?** Desde o número de indivíduos da amostra, passando pela ferramenta de análise estatística, intervalo de confiança, entre outros aspectos, devem ser avaliados na seleção de um possível intervalo de referência externo que possa ser utilizado com segurança.

Com certeza, a maior dificuldade de avaliação está relacionada com a população de referência utilizada. A única maneira segura de inferir que aquele resultado é representativo da população atendida por um determinado serviço é construir um intervalo de referência próprio, o que já vimos ser quase impraticável para a maioria dos laboratórios. Resta a pesquisa em publicações especializadas em busca de valores referenciais brasileiros, fato que gerará nova frustração, graças ao pequeníssimo número de pesquisadores que se dedicam a esse tema e à consequente escassez de artigos publicados. A realidade que se impõe é que tanto os intervalos descritos nas bulas dos fabricantes quanto os encontrados na literatura especializada são frutos de determinações laboratoriais realizadas em populações europeias, norte-americanas e orientais, na maioria das vezes. Não há muito o que fazer, a não ser, diante de duas ou mais alternativas de fontes externas de intervalos de referência, escolher aquela que possa ter uma população de referência a mais próxima possível da sua. Essa limitação, por enquanto, é intransponível para laboratórios brasileiros e deve estar relatada no laudo, como veremos em momentos seguintes.

Quanto à metodologia, a busca deve ser por intervalos de referência que utilizem o mesmo método. Cabe aqui uma consideração básica: quimioluminescência, por exemplo, não pode ser considerada o mesmo método, quando realizada em plataformas ou fornecedores diferentes. Apesar da revelação das reações quimioluminescentes poderem ser iguais, as demais etapas dos ensaios diferem muito, em um número considerável das vezes, de um fabricante para o outro. Assim, como temos dezenas de fornecedores diferentes de testes de quimioluminescência para o mesmo parâmetro, poderemos ter distintos desenhos analíticos, que incluem anticorpos de captura ou de conjugado não similares, ensaios de competição ou de sanduíche, apenas para ficar em algumas das discrepâncias que podem tornar dois ensaios quimioluminescentes incomparáveis entre si. Portanto, devemos igualar método, fabricante e equipamento na hora de buscarmos fontes externas de intervalos de referência.

Na comparação entre duas metodologias similares, mas não idênticas podemos utilizar os cálculos estatísticos de correlação, obtendo os valores do coeficiente de correlação de Pearson (r) ou o coeficiente de determinação (R) que demonstram numericamente a existência de uma associação entre duas variáveis. Coeficientes acima de 0,90 indicam uma forte correlação. O coeficiente de correlação, entretanto, pode ser enganoso. A informação que ele nos fornece diz mais sobre a força da relação linear entre as duas variáveis do que a capacidade que elas teriam de medir a mesma coisa. Para o estabelecimento dos novos valores em metodologias que tenham boa correlação (ou linearidade), determinada em estudos publicados e revisados por pares ou em estudo interno conduzido no laboratório, a equação de regressão linear pode ser usada, conforme vemos na Figura 5.

Para usar a equação de uma regressão linear, no entanto, deve-se ter atenção a alguns detalhes, como o uso de amostras que cubram todo o espectro analítico do parâmetro e a magnitude dos coeficientes, por exemplo, sob pena de cometermos erros na utilização dessas ferramentas estatísticas. Outras análises podem ser escolhas melhores, como a regressão de Deming ou a de Passing-Bablok. Como podemos perceber, novamente aqui o profissional de laboratório esbarra em dificuldades importantes, mesmo em uma supostamente simples transposição de intervalos de referência de fontes externas que não usem a mesma metodologia.

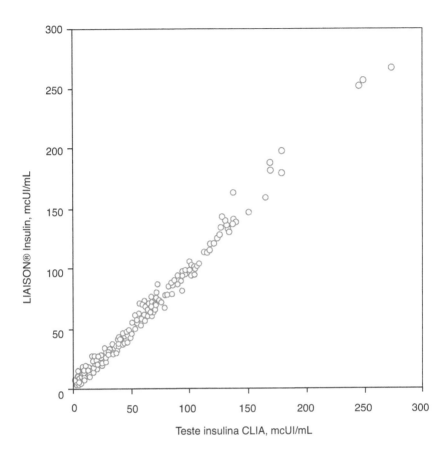

Figura 5 Exemplo de estudo de correlação entre métodos. No eixo x plota-se o método "referência" que vai servir de comparação ao "novo" método, que é plotado no eixo y. Os pares x,y de cada amostra são lançados em um gráfico e traça-se uma reta, no caso de haver linearidade. No exemplo acima a equação da reta é: y =1,012 x -0,46, em que 1,012 é o coeficiente de regressão que corrige proporcionalmente os valores de y em função de x e -0,46 é o erro residual, neste caso mostrando uma tendência de desvio negativo de y em relação a x. Como podemos notar pelo gráfico a correlação é quase perfeita, com o valor de r = 0,996. Nesse caso, os valores de referência do método x podem ser transferidos para o método y com segurança. Suponhamos, por exemplo que o limite superior de referência do método x fosse de 17,0 uUI/mL; aplicando-se a equação da reta teríamos que o limite superior para o novo teste seria de y = 1,012 ×17 - 0,46, ou seja 16,74, que pode ser arredondado para 17. (Fonte: bula do ensaio Insulina da plataforma Liaison™, Diasorin™.)

A validação de intervalos de referência externos, geralmente utilizando os valores obtidos pelo fabricante do *kit* diagnóstico em uso e relatados na bula dele, é considerada como apropriada pelo documento do CLSI, que sugere três abordagens possíveis nesse caso:

1. Validação subjetiva

2. Validação com pequeno número de amostras (20)
3. Validação com maior número de amostras

A *validação subjetiva* nada mais é do que a avaliação crítica já descrita acima. Caso se considere que o valor de referência reportado foi bem elaborado e que há um grau aceitável de similaridade entre a população estudada pelo fabricante e aquela na qual o teste vai ser aplicado, ele pode ser utilizado sem validações adicionais pelo laboratório. Embora haja uma confiança prévia no fabricante de reagentes, a análise cuidadosa das bulas e dos valores de referência propostos pode indicar que alguns não poderiam ser usados sem avaliações adicionais. Muitas vezes não há clareza nos critérios de definição da amostra de referência, o número de amostras pode ser menor do que o necessário, a ferramenta estatística pode não estar adequada às atuais recomendações. Mesmo que não conduza nenhuma validação própria de intervalos de referência, o responsável pelo laboratório não pode se furtar de conhecer quais são os requisitos básicos de um bom IR, para poder avaliar com propriedade os disponíveis para o método que vai utilizar. Em nossa seção de casos práticos você poderá ver alguns exemplos das incorreções citadas acima.

A *validação com 20 amostras* de pacientes supostamente saudáveis é a alternativa mais viável para a realidade da maioria dos laboratórios. O CLSI endossa essa alternativa na edição mais recente do documento EP 28 A3C, revisado em 2016. Essa recomendação parte de alguns pressupostos, que precisam ser analisados. O primeiro seria que o intervalo de referência que será validado é fidedigno. O simples fato de ele estar registrado em uma bula de um fabricante consagrado não garante isso. Com efeito, o que podemos observar são várias falhas naqueles que são a fonte mais comum de busca de intervalos de referência pelos analistas clínicos. O segundo pressuposto, que está implícito na recomendação dessa validação com pequeno número de amostras, é de que serão seguidos os procedimentos pré-analíticos e analíticos descritos pelo fabricante, embora nem sempre eles os descrevam. Finalmente, será necessária uma seleção de 20 amostras que representem uma população de referência para aquele analito cujo IR está em validação, o que também deverá merecer a atenção do responsável do laboratório. Na situação ideal, essa amostra teria de ser um "espelho" local da amostra do estudo original, com critérios similares de exclusão ou subdivisão.

Os valores obtidos devem ser analisados, os valores discrepantes ou *outliers* excluídos e novas amostras incluídas até que se tenha 20 amostras de referência local, livres de *outliers*. A partir daí a validação será aceita se no máximo duas dessas amostras tiverem seus valores fora do intervalo de referência que será transferido. Ou seja, 90% das amostras de referência local devem se encaixar no IR que está sendo avaliado para que ele possa ser assumido como válido pelo laboratório, segundo as mais recentes diretrizes da CLSI. Caso três ou mais valores dessa amostra de referência local estejam fora dos limites do intervalo em questão, o processo de seleção de nova amostra de 20 indivíduos deve ser novamente realizado, da maneira já descrita, e uma nova validação pode ser feita. Se nesta segunda "rodada" os resultados forem aceitáveis (no máximo dois dos 20 resultados estejam fora) o intervalo será considerado válido. Em caso contrário, na busca de causas, o laboratório deverá revisar os seus procedimentos e o próprio intervalo, podendo ser o caso em que somente um intervalo de referência próprio seja a solução, devido às possíveis diferenças entre a amostra do estudo original e a local.

No caso de pretender uma *validação com maior poder estatístico*, pode-se conduzir um estudo com número maior de indivíduos nessa amostra local, optando por testes de estatística robusta na análise de comparabilidade. O documento do CLSI sugere, nesse caso, amostras de 60 indivíduos no mínimo, com uma seleção o mais rigorosa possível, seguindo as mesmas recomendações sugeridas na obtenção de intervalos de referência próprios. Por motivos óbvios esse processo de validação oferece maior segurança na validação, embora seja mais trabalhoso e pouco factível para a maioria dos serviços.

Uma outra opção atrativa na geração de intervalos de referência próprios para fins de validar um externo é a chamada *data mining*, ou mineração de dados, técnica de tecnologia da informação que pode extrair das bases de dados dos laboratórios os resultados de indivíduos pré-selecionados de maneira que representem uma amostra de referência. Essa tarefa será mais fácil em serviços que atendam pacientes ambulatoriais. Um método descrito por Hoffman,[12] que pode ser programado em sistemas informatizados, tem sido usado com bons resultados. Alguns trabalhos já publicados demonstram que esta pode ser uma alternativa tanto para a validação de IRs externos quanto para a obtenção de limites de referência próprios, principalmente para subpopulações especiais, como idosos e crianças.[13]

Iniciativas que visam padronizar IRs regionais ou nacionais são cada vez mais comuns e devem ser estimuladas, pois podem auxiliar laboratórios menores a melhorar seus laudos, informando valores populacionais mais realistas. Já estão publicados resultados de projetos com esse objetivo realizados tanto em regiões geográficas menores, como na Catalunha,[14] quanto em grupos de países com populações similares, como o NORIP (*Nordic Reference Interval Project*).[15] No Brasil, valores referenciais para o hemograma foram obtidos no contexto da Pesquisa Nacional de Saúde e podem ser usados nos laboratórios.[16] A Federação Internacional de Química Clínica coordenou um esforço em 12 países, visando estabelecer intervalos de referência globais para 50 parâmetros.[17] Embora o tema tenha sido mais abordado nos últimos anos, ainda há muito caminho a trilhar. Os esforços de aquisição de tecnologia e a introdução de metodologias cada vez mais precisas na rotina terão seus efeitos diminuídos, se a atenção com os valores de comparação populacional não for a melhor possível. Um resultado exato e preciso pode não ser útil, se for comparado a um intervalo de referência inadequado.

O limite de decisão clínica como valor de referência

2

As limitações dos intervalos de referência baseados em normalidade, discutidos no capítulo anterior, e a valorização da chamada Medicina Baseada em Evidências (MBE) nas escolas de medicina do mundo todo são dois dos fatores que explicam a utilização cada vez mais frequente dos chamados limites de decisão clínicos, pontos de corte estabelecidos principalmente em grandes estudos epidemiológicos e chancelados por sociedades científicas das mais variadas especialidades médicas, no intuito de acrescentar nova abordagem aos resultados laboratoriais. Em vez de tentar responder à pergunta: "Os exames estão normais?", que é o objetivo dos IRs tradicionais, os limites de decisão tentam responder a uma questão aparentemente mais prática: "Esse resultado exige uma intervenção clínica?". Embora não resolvam toda a complexidade envolvida na interpretação de resultados laboratoriais, essa alternativa vem ganhando força, com o surgimento de diversos limites de decisão já consagrados, como os de colesterol e triglicerídeos chancelados pela Diretriz Brasileira de Dislipidemias e Prevenção da Aterosclerose, da Sociedade Brasileira de Cardiologia ou os de 25OH Vitamina D, divulgados pela Sociedade Brasileira de Endocrinologia, entre outros.

Mesmo chamados muitas vezes de valores de referência ou de normalidade, esses limites de decisão têm uma base teórica totalmente diferente e devem ser avaliados de maneira distinta. Do ponto de vista do laboratório, há um detalhe fundamental: enquanto no intervalo de referência tradicional o foco deve ser na avaliação e na seleção da chamada amostra de referência, que será a base da construção dos limites do intervalo; nos limites de decisão, o laboratório deve atentar para o desempenho analítico (acurácia) de seu método, que deve atender a parâmetros específicos, caso queira utilizá-los em seus laudos. Os estudos epidemiológicos que originam esses pontos de corte são realizados com metodologias específicas, com desempenhos analíticos de precisão e exatidão estreitos e definidos. A simples utilização do valor apontado como limite, sem que se leve em conta esses aspectos analíticos, não agrega o valor esperado ao resultado laboratorial e deve ser desencorajada.

As bases da determinação desses limiares que balizam decisões e intervenções clínicas são formadas não apenas por aspectos fisiopatológicos, mas principalmente por conceitos epidemiológicos e estatísticos. A base estatística do uso de testes diagnósticos como auxiliares na decisão clínica é a da inferência bayesiana. Para o correto entendimento dessa ferramenta, portanto, devemos entender minimamente esses temas.

Enquanto os estudos epidemiológicos clássicos analisavam a distribuição da saúde/doença nas populações, na tentativa de gerar dados que pudessem auxiliar as políticas de saúde pública, a chamada epidemiologia clínica é uma subdivisão da ciência epidemiológica que visa utilizar os estudos populacionais com objetivos de auxiliar a tomada de decisão dos clínicos. A análise crítica desses estudos está na base da chamada Medicina Baseada em Evidências (MBE), que marca uma guinada nos paradigmas médicos. Enquanto na medicina tradicional a experiência individual, o raciocínio fisiopatológico e mesmo a intuição formavam a base da decisão clínica, na MBE essa base está nas evidências geradas por estudos consistentes analisados criticamente, de maneira que possam ser aplicadas na prática médica de rotina. Embora não invalide a experiência individual do médico, a MBE reconhece que uma observação não sistematizada, com pequeno número de indivíduos e enviesada pela opinião individual pode não gerar inferências confiáveis que possam ser replicadas com sucesso. Por outro lado, a falta de conhecimento e mesmo de tempo dos profissionais de saúde pode dificultar a aplicação da MBE, na prática, pois uma verdadeira enxurrada de artigos científicos é ofertada diariamente e há incompatibilidade entre a rotina diária e a necessidade de resumir o conhecimento obtido nos estudos clínico-epidemiológicos. Dessa forma, o profissional que queira praticar a MBE na sua área de atuação tem de se valer de entidades científicas, sociedades médicas ou redes globais de pesquisadores e estudantes, como a Biblioteca Cochrane, que sintetizam as evidências em diretrizes ou revisões sistemáticas para auxiliar as decisões no dia a dia.

O processo de investigação clínica, que envolve anamnese, exame físico e exames complementares, é tradicionalmente baseado na experiência anterior e na habilidade do clínico. Na visão da MBE o diagnóstico médico é bayesiano, ou seja, as possíveis causas são avaliadas, com as suas respectivas probabilidades geradas, e ajustam-se às chances iniciais com as novas informações obtidas por meio de exames, por exemplo. Apesar do conceito ser o mesmo, a prática da MBE torna o processo diagnóstico mais sistemático e menos intuitivo.[18]

No diagnóstico e prognóstico médico, dois dos principais objetivos que levam à solicitação de exames laboratoriais, muitos tipos de estudos epidemiológicos podem ser empregados para a obtenção de evidências e, mais especificamente, dos chamados limites de decisão baseados em desfechos clínicos.

ESTUDOS DE ACURÁCIA CLÍNICA DE UM TESTE DIAGNÓSTICO
Sensibilidade e especificidade

Embora para os profissionais de laboratório a acurácia de um teste esteja mais ligada a sua precisão e exatidão, ou seja, a sua capacidade de "acertar" a quantificação do determinado analito em questão, na fase pós-analítica, a taxa de acerto que se deseja aferir é a capacidade do teste em detectar um desfecho clínico (um diagnóstico ou um prognóstico, por exemplo). Assim como as principais medidas do desempenho analítico são a precisão e a exatidão, a sensibilidade e a especificidade são as medidas básicas da acurácia clínica. Os estudos que visam determinar essas duas propriedades dos testes diagnósticos (sejam eles laboratoriais ou não) formam a base das evidências que vão nortear o raciocínio probabilístico do médico e seus conceitos básicos, portanto, devem ser conhecidos pelos profissionais de laboratório. A primeira diferença que deve ser apontada é que a *sensibilidade e a especificidade diagnóstica* devem ser diferenciadas da *sensibilidade e especificidade analíticas,* estas últimas, medidas da capacidade que um determinado método tem em detectar corretamente o analito na amostra biológica e suas eventuais interferências não serão abordadas neste livro.

Em linhas gerais, podemos definir a *sensibilidade diagnóstica* de um teste como a sua capacidade em detectar os doentes, e a *especificidade diagnóstica* como a capacidade em detectar os indivíduos sadios ou sem a doença em questão, ambas expressas habitualmente em percentual. Essa definição é uma maneira muito simples de começarmos a entender essas duas propriedades tão importantes de um teste diagnóstico. Fazendo uma analogia, podemos compará-lo a um detector de metais (cujo objetivo é a identificação de quem esteja armado) instalado em um banco, por exemplo. Imaginemos que em uma fila existam 100 pessoas, sendo que cinco delas carregam armas escondidas. Ao passar pelo detector, todas as cinco são corretamente identificadas com o sinal sonoro. O equipamento teria, então, 100% de sensibilidade. Na prática do dia a dia, no entanto, vemos esses detectores sinalizando para pessoas que não têm nenhuma arma consigo, ou que seriam, na nossa analogia, "sadios" e não deveriam ser identificados pelo dispositivo. Assim, na nossa hipotética fila de 100 pessoas, se o detector acusar oito vezes, mas apenas cinco portavam armas, ele teria 100% de sensibilidade e 97% de especificidade (três pessoas dentre as 95 sem armas foram paradas sem necessidade pelo equipamento). Essa imperfeição no detector de metais também ocorre nos testes diagnósticos, nos chamados resultados falsos positivos ou negativos. A sensibilidade e a especificidade são os índices que expressam em números a taxa de acerto, ou acurácia, de um determinado exame.

Os estudos que visam conhecer a capacidade diagnóstica de um teste seguem o princípio geral de comparar o desempenho do método a ser avaliado ao melhor método diagnóstico disponível para determinada condição clínica ou doença, também

Parte I • Os valores de referência

chamado padrão ouro (este mesmo, muitas vezes, um teste imperfeito). Para esta análise leva-se em conta apenas quatro possibilidades: verdadeiro positivo, verdadeiro negativo, falso positivo e falso negativo. Como a discriminação é qualitativa, para os testes quantitativos é necessário usar um determinado valor de referência, ou ponto de corte, acima ou abaixo do qual o resultado seria considerado positivo. A partir daí gera-se uma tabela chamada 2 × 2, obtendo-se então os cálculos de sensibilidade e especificidade, a partir dos quais se derivam outros, como veremos a seguir.

Para tanto, utilizaremos os dados obtidos em um estudo real, que visava comparar a acurácia diagnóstica do teste tradicional de sangue oculto, comparado com testes que pesquisavam marcadores genéticos de câncer nas fezes. O objetivo foi avaliar o desempenho dos testes como ferramentas de triagem para prevenção de câncer de cólon em pacientes assintomáticos. [19] Neste estudo, a colonoscopia com biópsia de lesões suspeitas foram utilizadas como padrão ouro para a detecção de lesões neoplásicas no cólon. Vamos utilizar apenas os dados de um teste de sangue oculto e um de DNA fecal (no estudo foram utilizados dois de cada metodologia), para demonstrarmos como são obtidos os valores de sensibilidade e especificidade e analisar as diferenças entre os dois.

Foram arrolados ao estudo 2.497 pessoas entre 50 e 80 anos, assintomáticas e com um risco médio de câncer colorretal. Vários critérios de exclusão foram seguidos para garantir uma amostra representativa do público-alvo para programas de triagem. Todos coletaram fezes em três amostras para sangue oculto e a primeira amostra foi reservada também para a realização do teste de DNA fecal. Independentemente dos resultados dos exames de fezes, todos passaram por colonoscopia e as lesões suspeitas coletadas foram encaminhadas para análise histopatológica. Os desfechos buscados foram o encontro de lesões neoplásicas em estágios ainda tratáveis. Dos 157 pacientes com lesões detectadas por colonoscopia e biópsia, 33 tiveram o resultado de sangue oculto positivo (verdadeiros positivos) e dos 2.340 pacientes sem lesão detectável, 2.258 tiveram o exame negativo (verdadeiros negativos). De posse desses dados, podemos montar a tabela 2 × 2, conforme o esquema abaixo:

	Pacientes com lesão	Pacientes sem lesão
Teste POSITIVO	VERDADEIROS POSITIVOS	FALSOS POSITIVOS
Teste NEGATIVO	FALSOS NEGATIVOS	VERDADEIROS NEGATIVOS

Colocando os dados relativos ao teste de sangue oculto na tabela, teremos:

	Pacientes com lesão	Pacientes sem lesão
Teste POSITIVO	**33**	82
Teste NEGATIVO	124	**2.258**
Totais	157	2.340

Observe que as casas em que estão os acertos do teste estão destacadas. São esses os números que definem os valores de Sensibilidade e Especificidade. No exemplo acima, a Sensibilidade é de 33 testes positivos num total de 157 pacientes com lesão, ou seja, S = 33/157 = 0,21 = 21%; e a Especificidade é de 2.258 testes negativos num total de 2.340 pacientes sem lesão, ou seja, E = 2.258/2.340 = 0,96 = 96%. Podemos afirmar, portanto, que, baseado nesse estudo, o teste de sangue oculto será positivo em 21% das pessoas com lesões neoplásicas no cólon e será negativo em 96% das pessoas sem essas lesões.

Passemos a analisar o teste de DNA fecal, realizado simultaneamente nesses mesmos indivíduos. Seguindo os mesmos critérios anteriores, buscamos no artigo os resultados do teste em questão para montarmos a nossa tabela. Dos 157 pacientes que apresentaram o desfecho procurado no estudo (lesões neoplásicas iniciais), 32 tiveram o teste de DNA fecal positivo e dos 2.340 pacientes sem lesão, 2.246 tiveram o teste negativo. Assim, a Sensibilidade seria de 32/157 = 0,20 = 20% e a Especificidade 2.246/2.340 = 0,96 = 96%.

Esses exemplos nos permitem aprender um pouco sobre como essas duas medidas de acurácia diagnóstica podem ser aplicadas no dia a dia. A primeira constatação é de que os dois exames são muito similares na sua capacidade de detecção de lesões (sensibilidade), o que torna questionável a substituição do sangue oculto (mais barato e já implantado nas rotinas dos laboratórios) por um teste mais caro e que demandaria investimento para a sua implantação. A segunda indagação que temos de nos fazer é sobre a validade do sangue oculto fecal como teste de triagem, visto que detectou apenas 21% dos indivíduos que eventualmente se beneficiariam de uma abordagem clínica, já que eram portadores de lesões tratáveis e assintomáticas. Chegamos, então, a um ponto importante para os profissionais que trabalham com laboratório médico. Conhecer a sensibilidade e a especificidade dos exames e correlacionar com a sua aplicação clínica é fundamental, tanto para quem realiza o procedimento quanto para quem o solicita e interpreta.

Dentre as diversas aplicações de um teste diagnóstico está a triagem de assintomáticos, como a que vimos no exemplo acima do sangue oculto fecal. Sabendo que o objetivo de um programa de triagem seria o de detectar o maior número possível de pessoas que pudessem ser identificadas precocemente, deveríamos escolher para tal tarefa, um teste muito sensível, que conseguisse ser positivo na maioria dos indivíduos que pudessem ser beneficiados com abordagens precoces em casos de lesões pré-malignas, como em nosso exemplo, ou em outra situação clínica qualquer. Veremos em capítulos posteriores que essa escolha não é tão simples assim, pois ao testarmos assintomáticos temos de pensar nas consequências de tratarmos os falsos positivos ("efeito colateral" de um teste muito sensível). Mas, suponhamos que nesse caso do câncer de cólon a ideia fosse a de utilizar um exame de triagem sensível. Podemos inferir, baseado nesse estudo citado, que o sangue oculto fecal não tem as qualidades necessárias. É claro que um estudo somente não basta, é óbvio que teremos de analisar as metodologias utilizadas (no caso do estudo em questão, a pesquisa de sangue oculto utilizou o método baseado no guaiaco, o mais usado nos programas de triagem de câncer de cólon, mas menos sensível que os métodos imunológicos já disponíveis), entretanto, se conhecermos a sensibilidade e a especificidade de um teste poderemos conhecer suas limitações e forças, pelo menos quando aplicados em cenários clínicos similares aos do estudo em que foram obtidos.

É sabido que os exames de sangue oculto estão consagrados e continuarão a ser utilizados e que a triagem de assintomáticos com este exame é incentivada por várias sociedades científicas, mas é muito relevante que os profissionais envolvidos na liberação de resultados estejam cientes de que as pessoas com lesões neoplásicas tratáveis no cólon, em maioria, não terão o teste de sangue oculto positivo.

Como vimos nas definições e na tabela 2 × 2, sensibilidade e especificidade são antagônicas e complementares. Na realidade, é comum que testes mais sensíveis percam especificidade e vice-versa. A alta sensibilidade trará consigo o efeito indesejável de muitos falsos positivos, e, portanto, testes muito sensíveis são melhores para descartar uma doença (o resultado negativo nesse caso é mais acurado). Para exames com alta especificidade vale o raciocínio inverso, muitos negativos são falsos, por conseguinte, é um teste indicado para confirmação, pois há maior acerto nos testes positivos.

Seguindo nossa análise de como as medidas de acurácia diagnóstica são relevantes para a prática, analisemos esse *trade-off* entre sensibilidade e especificidade, aproveitando para discutir as melhores aplicações de testes, dependendo de suas características. Vamos analisar testes quantitativos, a maioria entre os exames de laboratório. Diferente do exemplo da pesquisa de sangue oculto utilizada anteriormente, em que os resultados possíveis eram Positivo e Negativo, um teste quantitativo é liberado em forma numérica, por tratar-se de uma mensuração, e é necessário um valor de referência ou ponto de corte a partir do qual seja considerado "positivo" ou "alterado". Imaginando que um determinado exame quantifique uma substância em alguma amostra biológica, que essa concentração esteja correlacionada positivamente a um mau funcionamento de um determinado órgão (um marcador tumoral, por exemplo) e que a distribuição desse marcador siga uma curva gaussiana ou normal tanto nas pessoas sadias quanto nas doentes, teremos a representação da acurácia diagnóstica desse teste ilustrada na Figura 6.

Como podemos perceber, as curvas de distribuição dos sadios e dos doentes têm uma região de sobreposição, e essa é a realidade prática para todos os testes diagnósticos quantitativos. Ao estabelecermos o ponto de corte ou limite de referência bem no centro dessa área de superposição, como na Figura 6, equilibramos a sensibilidade e a especificidade do teste e esta pode parecer, a princípio, a melhor opção. Mesmo

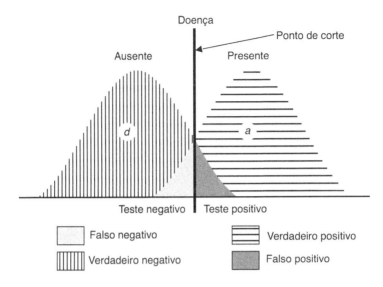

Figura 6 Distribuição hipotética de um determinado marcador na população com e sem uma determinada doença, demonstrando a posição de um "ponto de corte" ou limite de referência a partir do qual o teste seria considerado "positivo".

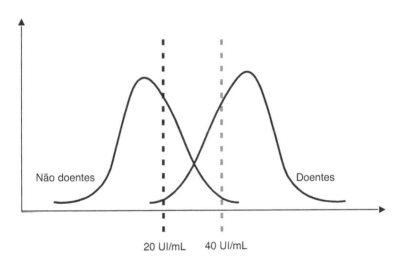

Figura 7 Como a definição de pontos de corte diferentes para um mesmo parâmetro quantitativo afeta a sensibilidade e a especificidade diagnósticas.

nessa posição "ideal" o ponto de corte não é perfeito, pois alguns indivíduos com a doença terão valores abaixo do valor de referência e serão considerados "normais", e vice-versa. Estas situações são mais comuns do que gostaríamos na realidade do diagnóstico médico e configuram os chamados falsos positivos e falsos negativos aos quais todo exame, por melhor que seja, está sujeito.

Vamos imaginar, para efeito didático, que esse determinado marcador tenha de ser aplicado em programas de triagem de assintomáticos, como o teste de sangue oculto de nosso exemplo anterior. Para melhorar sua capacidade de detecção de possíveis casos assintomáticos, seria adequado que aumentássemos sua sensibilidade e, para tanto, poderíamos estabelecer um ponto de corte menor, deslocando-o na Figura 6 para a esquerda. Dessa maneira teríamos maior capacidade de detecção de doentes, o objetivo primordial de um programa de triagem populacional. Ao deslocar esse valor a partir do qual o teste seria "positivo" para a esquerda, com valores menores, ao mesmo tempo em que poderíamos aproximar a sensibilidade de 100%, teríamos um aumento de falsos positivos (pessoas que mesmo sendo sadias teriam valores deste marcador acima do novo ponto de corte). Esse "efeito colateral" do aumento da sensibilidade se dá pelo antagonismo das duas medidas, como já vimos. Para aumentarmos a detecção de doentes (sensibilidade), perdemos em especificidade e teremos menor capacidade de detectar os sadios.

Vamos agora imaginar a situação em números: no exemplo da Figura 7 temos dois possíveis limites de referência superior para um determinado parâmetro laboratorial. Ao optarmos por estabelecer o valor de 20 UI/mL estamos privilegiando a sensibilidade, pois mais doentes seriam verdadeiramente detectados. Como já explicamos, essa opção tem efeitos indesejáveis: a diminuição da especificidade, que vai levar a que inúmeras pessoas sadias tenham um resultado considerado "alterado" e necessitem passar por investigações adicionais. O valor de 40 UI/mL é a opção de limite de referência que privilegia a especificidade, garantindo que a maioria dos sadios esteja com o exame "normal". Assim como no caso anterior, há aumento de resultados falsos. Desta vez, serão os doentes que apresentarão ao médico resultados considerados "negativos". Este balanço entre a sensibilidade e a especificidade dos diversos pontos de corte possíveis para um teste laboratorial quantitativo acrescenta uma camada de complexidade na questão do estabelecimento de valores de referência e reforça que a interpretação simplista por comparação do resultado do paciente com o limite de normalidade pode levar a erros diagnósticos. Da mesma forma, o raciocínio binário (positivo/negativo) também não é o mais adequado, pois o clínico deverá ter cautela com os resultados próximos aos pontos de corte, região de superposição entre as duas populações que se pretende separar com a aplicação do teste.

Do ponto de vista do médico, a situação pode exigir a solicitação de exames em cascata, com a utilização de algoritmos diagnósticos e o estabelecimento dos valores de referência individuais, que iremos tratar mais adiante. Do lado do laboratório, o conhecimento da acurácia diagnóstica dos exames que realiza é fundamental para auxiliar a interpretação correta, agregando valor aos limites de referência com observações e sugestões no laudo, chamando a atenção de quem vai interpretar os resultados para os possíveis erros diagnósticos a que o teste está sujeito. Existe, além disso, uma ferramenta que pode auxiliar os dois lados e que iremos discutir adiante: aplicar o raciocínio bayesiano e utilizar a probabilidade pré-teste e pós-teste, utilizando o chamado *Likelihood Ratio* ou Razão de Verossimilhança, sem dúvida, a melhor maneira de aplicar a acurácia diagnóstica na prática clínica.

A CURVA ROC (*RECEIVER OPERATING CHARACTERISTICS*)

Como vimos, quando pretendemos analisar desempenho diagnóstico de testes quantitativos contínuos, há diferença na taxa de acertos, dependendo do ponto de corte escolhido para discriminar os resultados "normais" dos "alterados". A melhor maneira de entender essas diferenças e escolher o melhor ponto de corte para cada situação é a chamada curva ROC, do inglês *Receiver Operating Characteristics*, nome que remonta à origem desse gráfico, desenvolvido na Segunda Guerra Mundial, para treinamento de operadores de radar que teriam de diferenciar sinais verdadeiros (aviões inimigos) de ruídos (bandos de pássaros). A aplicação prática dessa curva logo foi direcionada para os testes diagnósticos, em que o clínico, grosso modo, tem de diferenciar os resultados positivos verdadeiros dos falsos. Além de estabelecer o desempenho diagnóstico de possíveis limites de referência, a curva ROC permite verificar visualmente a acurácia total do teste e comparar o desempenho dos exames.

Na Figura 8 temos a curva ROC e sua interpretação. No eixo do X temos os falsos positivos, ou 1-especificidade, e no eixo Y os verdadeiros positivos, ou a sensibilidade do teste. A curva 1 é a de um teste perfeito, que não existe na prática. Quanto mais próxima da curva "perfeita", melhor é o teste. A curva 2 é a de um teste da realidade, imperfeito. Nela podemos plotar mais de um ponto de corte ou valor de referência (pontos A, B e C). Quanto mais ao alto e à esquerda o ponto ficar, melhor sua combinação entre Sensibilidade e Especificidade (ponto B), quanto mais alto, melhor a sensibilidade (ponto A), quanto mais embaixo à esquerda melhor a especificidade (ponto C). A curva 3 mostra o desempenho de um teste inútil, em que a sua capacidade de predizer quem são os doentes ou sadios é de 50%, ou seja, igual a um "cara e coroa".

Além dos pontos demonstrados na Figura 8, mais informações podem ser extraídas de uma curva ROC, como, por exemplo, a área sobre a curva, ou AUC (do inglês *Area Under the Curve*). Quanto mais próximo da perfeição, representada na figura pela curva 1, maior será a área do gráfico abaixo da curva, que representa os acertos do teste, ou sua acurácia. Ao contrário, quanto mais próximo da curva 3, menor a área e a acurácia total do teste.

Vejamos um exemplo de dois testes fictícios e suas curvas (Figura 9), demonstrando que a AUC do teste 1 (0,946) é maior do que a do teste 2 (0,832), sendo, portanto, o teste com mais resultados verdadeiros (mais acurado). Quanto mais próxima de 0,500 estiver a AUC menos acurácia, quanto mais próxima de 1,000, maior a acurácia diagnóstica.

Para ilustrar ainda mais a curva ROC e suas propriedades, observe a Figura 10, mostrando como a mudança no ponto de corte gera os pares ordenados que são plotados no gráfico.

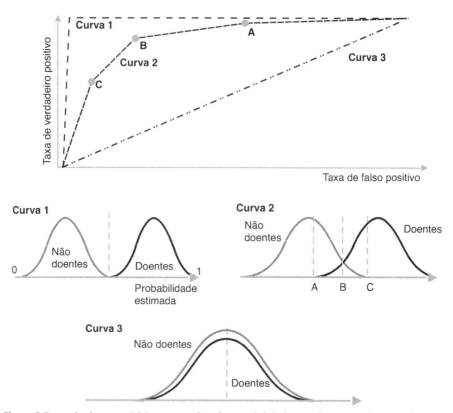

Figura 8 Exemplo de curva ROC, mostrando três possibilidades e três pontos de corte distintos.

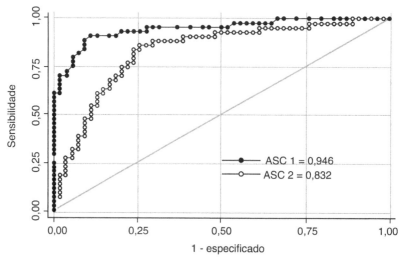

Figura 9 Ao comparar as áreas sobre as curvas de testes distintos podemos avaliar visualmente e numericamente a acurácia total (verdadeiros negativos e verdadeiros positivos) deles. No caso acima, o teste 1 tem maior ASC que o 2 e é, portanto, mais acurado.[20]

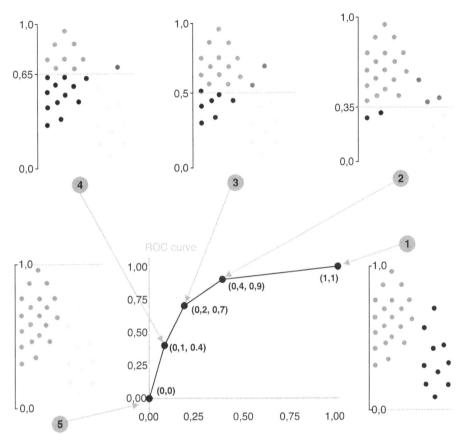

Figura 10 Demonstração gráfica de como os pontos de corte e sua capacidade de discriminar doentes e sadios são representados na curva ROC (adaptado do artigo online https://towardsdatascience.com/understanding-the-roc-curve-in-three-visual-steps-795b1399481c).

SELECIONANDO OS PONTOS DE CORTE NA PRÁTICA

Voltamos ao ponto central deste capítulo, a escolha de pontos de corte ou limites de referência baseadas em desfechos clínicos. Como vimos, em um teste quantitativo contínuo, diversos valores têm potencial para tornarem-se candidatos a limites discriminatórios de normalidade. Temos de levar em conta que nessa modalidade de valor de referência não há a comparação com uma população considerada saudável. O raciocínio é outro: baseado em estudos epidemiológicos ou em estudos que analisem a acurácia diagnóstica, obteremos os melhores pontos de corte para um determinado objetivo clínico, levando-se em conta desfechos que devam ser evitados ou alcançados.

Iniciamos pela opção de escolhermos limites de decisão com estudos de acurácia diagnóstica, utilizando a abordagem bayesiana, ou seja, a mudança na probabilidade clínica inicial (chamada de pré-teste), dependendo do resultado positivo ou negativo de um teste. Para tanto, temos de considerar as potenciais dificuldades que o estabelecimento de um determinado ponto de corte pode trazer ao diagnóstico médico, independentemente do desfecho que se deseja atrelar ao teste. Essas dificuldades residem basicamente no fato de sensibilidade e especificidade, as medidas de acurácia diagnóstica, serem forças antagônicas, que raramente podem ser equilibradas na prática.

Vamos analisar a Proteína C Reativa, quantificada normalmente nos laboratórios por imunoturbidimetria, e o seu comportamento como biomarcador diagnóstico da pneumonia adquirida na comunidade. Para isso, utilizaremos dados de uma metanálise que compilou 14 estudos com mais de 6.500 pacientes. O padrão ouro para o diagnóstico da pneumonia foram os exames de imagem (radiografia ou tomografia). Observem que o desempenho da sensibilidade e o da especificidade mudam em direções contrárias conforme se utilizam pontos de corte (intervalo superior de referência) diferentes.

Vamos considerar na nossa análise apenas os resultados da Proteína C Reativa (CRP), embora o Quadro 1 traga também resultados de Procalcitonina (PCT) e de contagem de leucócitos no hemograma (WBC). Observem que, se considerarmos "positivos" os valores acima de 10 mg/L, diagnosticamos 90% dos casos de pneumonia (Sensibilidade 0,90), mas também faremos diagnóstico errado (falso positivo) em 52% dos indivíduos sem a doença (Especificidade 0,48). Conseguimos ver na prática, portanto, o "defeito" de um teste mais sensível do que específico: o de ter muitos falsos positivos.

O contrário veremos no ponto de corte de 200 mg/L. Se considerássemos este como o limite superior de referência para diagnóstico de pneumonia adquirida na comunidade, apenas 36% dos casos de pneumonia seriam identificados corretamente. Em compensação, a maioria das pessoas sem a doença não teria o exame "positivo", ou seja, um teste mais específico do que sensível tem muitos falsos negativos.

Como isso pode funcionar na prática, no consultório do médico? Existem exames (ou pontos de corte diferentes em um mesmo exame) úteis para descartar ou para confirmar uma determinada hipótese clínica. No caso específico da PCR e da pneumonia, discutido acima, podemos dizer que um resultado de PCR abaixo de 10 mg/L serve para DESCARTAR a doença, visto que a maioria dos doentes terá valores maiores que este. Seguindo o mesmo raciocínio, os limites de 100 mg/L ou de 200 mg/L seriam úteis para CONFIRMAR a pneumonia, pois raramente um paciente sem a doença teria um resultado positivo. Veja que nesse caso específico, baseado nessa metanálise, poderíamos sugerir dois limites de decisão clínicos para a PCR no diagnóstico da pneumonia comunitária, um para descartar e outro para confirmar a doença, cada um deles com um determinado poder de mudar a hipótese clínica inicial (probabilidade pré-teste).

Vamos aprofundar esse assunto em capítulos posteriores, mas é importante para o responsável pelo laboratório a compreensão de que podem existir vários pontos de corte para um mesmo exame quantitativo e que essa escolha vai depender da melhor combinação de sensibilidade e especificidade, de acordo com o uso pretendido, da população a ser testada e do exame clínico inicial, que formarão a chamada probabilidade pré-teste, que abordaremos mais adiante, inclusive esclarecendo os termos *Likelihood* positivos e negativos, que aparecem no Quadro 1.

De modo geral, os testes que apresentam alta sensibilidade diagnóstica serão mais úteis em triagem de assintomáticos ou como um exame pensado para descartar uma doença, dado ao seu possível grande número de falsos positivos. No caso de um programa de *screening* populacional é interessante detectar os possíveis casos presentes entre a população assintomática com testes muito sensíveis e realizar a investigação para que se descarte, posteriormente, os falsos positivos. Embora para programas de saúde pública essa estratégia pareça correta, a investigação adicional de pessoas que serão depois, eventualmente, identificadas como não tendo a doença em questão (os falsos positivos) apresenta custos financeiros e psicológicos individuais que devem ser levados em conta.

De outra forma, testes com especificidade alta podem carecer de sensibilidade e são mais úteis na confirmação de doenças, como vimos com o ponto de corte de 100 mg/L de PCR na pneumonia. Utilizar esses testes mais específicos que sensíveis

Quadro 1 Efeito de pontos de corte diferentes no desempenho do teste

Teste e corte	Sensibilidade (IC95%)	Especificidade (IC95%)	Likelihood positivo (IC95%)	Likelihood negativo (IC95%)
CRP > 10 mg/L	0,90 (0,52 a 0,99)	0,48 (0,27 a 0,70)	1,71	0,27
CRP > 20 mg/L	0,80 (0,68 a 0,89)	0,62 (0,51 a 0,71)	2,08 (1,77 a 2,40)	0,32 (0,21 a 0,45)
CRP > 50 mg/L	0,71 (0,56 a 0,82)	0,80 (0,70 a 0,88)	3,68 (2,70 a 4,92)	0,36 (0,25 a 0,50)
CRP > 100 mg/L	0,58 (0,39 a 0,74)	0,90 (0,80 a 0,95)	5,79 (3,49 a 9,07)	0,48 (0,31 a 0,65)
CRP > 200 mg/L	0,36 (0,31 a 0,41)	0,96 (0,92 a 0,98)	8,83 (4,42 a 18,47)	0,67 (0,62 a 0,73)
PCT > 0,25 mcg/L	0,44 (0,21 a 0,70)	0,91 (0,76 a 0,97)	5,43 (2,29 a 10,80)	0,62 (0,38 a 0,83)
PCT > 0,50 mcg/L	0,28 (0,11 a 0,53)	0,96 (0,80 a 0,99)	8,25 (1,85 a 28,20)	0,76 (0,54 a 0,91)
WBC > 9,5-10,5 × 10^9 células/L	0,55 (0,45 a 0,66)	0,82 (0,78 a 0,86)	3,15 (2,46 a 3,97)	0,54 (0,42 a 0,66)

CRP= Proteína C reativa; PCP = Procalcitonina; WBC = Contagem de lecócitos no hemograma

Fonte: Ebell *et al.* Accuracy of biomarkers for the diagnosis of adult community-acquired pneumonia: A meta-analysis. AEM, 2020.

em programas de *screening* ou triagem populacional pode levar a uma falsa sensação de segurança por parte dos indivíduos triados, visto que, muitos doentes não serão identificados e ficarão com a impressão errônea de terem feito exames e estarem sadios. Essa situação acontece no exame citopatológico na prevenção do câncer de colo de útero, por exemplo. Ao mesmo tempo, não teremos muitas pessoas sem a condição clínica investigadas com exames adicionais.

Os chamados limites de decisão clínicos pretendem responder à seguinte pergunta: "O paciente está em risco de ter o determinado desfecho clínico?" Observem que essa abordagem deve privilegiar, em teoria, a sensibilidade, visto que o objetivo seria a identificação do maior número possível de pessoas que possam ser abordadas, a fim de evitar um determinado resultado clínico indesejável. Já os valores de referência tradicionais são obtidos a partir de um estudo do comportamento da variável biológica de interesse em uma amostra que tenta representar as pessoas saudáveis e, portanto, mais inclinados à especificidade. Os limites de decisão, por sua vez, podem ser determinados também em estudos epidemiológicos, revisados por metanálises, com consensos de entidades científicas. A população estudada nesse caso pode variar de indivíduos sadios ou em risco para determinada doença, ou mesmo pessoas já com a doença diagnosticada. Segundo o documento do CLSI, *Defining, establishing and verifying reference intervals in clinical laboratory*, quando houver um limite de decisão clínica determinado por consenso nacional ou internacional, é ele que deve ser reportado no laudo, em vez do valor de referência tradicional. No Brasil, os limites de decisão clínica mais conhecidos são os do perfil lipídico, determinados pela Diretriz Brasileira de Dislipidemias e Prevenção da Aterosclerose da Sociedade Brasileira de Cardiologia, em conjunto com outras entidades científicas.

As diretrizes ou *guidelines* baseiam suas recomendações em extensas revisões de literatura, buscando em evidências epidemiológicas o respaldo para as suas afirmações, que passam a servir como guia e orientação para todos os profissionais que trabalham com o assunto. No caso específico do perfil lipídico, o laboratório deve utilizar as diretrizes brasileiras atualizadas como intervalo de referência, independentemente do que esteja na bula do fabricante de seu reagente. Ao contrário do que acontece com os valores de referência obtidos em amostras de populações ditas saudáveis, esses limites de decisão referendados por diretrizes não necessitam de validação. A preocupação do responsável pelo laboratório é atentar para as indicações pré-analíticas e analíticas que estejam porventura descritas pelo documento e adequar a sua rotina ao que é recomendado. Por exemplo, na atualização de 2017 da diretriz brasileira de dislipidemia há uma extensa revisão sobre o tema, com recomendações sobre jejum prévio, uso de torniquete, metodologias, coeficientes de variação, cálculos, entre outras. Para que o laboratório utilize os limites de decisão sugeridos pela diretriz, ele deve padronizar e monitorar as fases pré-analíticas e analíticas, atendendo ao que está previsto no documento.

Importante relembrar que esses limites estabelecidos por consensos são baseados em evidências, que são, na verdade, estudos epidemiológicos que buscam determinar na prática como determinados pontos de corte, metodologias ou mesmo variáveis pré-analíticas se comportam na determinação de riscos, que, afinal, é o objetivo principal do clínico ao solicitar perfil lipídico para seu paciente. Para o profissional de laboratório, portanto, torna-se imprescindível a compreensão básica dos diferentes tipos de estudos e de suas medidas estatísticas para poder aplicar no seu dia a dia a medicina laboratorial baseada em evidências, em sintonia com as mais modernas práticas da ciência médica. Pensando nisso, preparamos uma pequena revisão das evidências epidemiológicas aplicadas aos testes diagnósticos, descrita no Capítulo 5.

Já discutimos anteriormente um tipo de estudo: aquele que visa determinar a acurácia de um teste diagnóstico, comparando-o com um padrão de referência (padrão ouro) e determinando as propriedades básicas de sensibilidade e especificidade da qual vão derivar outras medidas estatísticas úteis, como o *Likelihood Ratio* (LR) ou Razão de Verossimilhança (RV). No caso específico dos limites de decisão clínicos de testes diagnósticos quantitativos, o objetivo também pode ser PROGNÓSTICO. O clínico utiliza esses dados para decidir se intervém ou não no paciente, na tentativa de evitar um determinado desfecho que pode acontecer no futuro. É preciso, para tanto, estabelecer a associação entre um determinado resultado de um teste e futuros eventos que possam ocorrer. Logo, os estudos precisam ter um lapso de tempo transcorrido entre o exame e o desfecho; esse tipo de delineamento epidemiológico chama-se longitudinal. Basicamente, podemos acompanhar os indivíduos inicialmente sadios por algum tempo (por muitos anos, em alguns casos), realizando exames e observando quais os eventos adversos acontecem na sua saúde, nos chamados *estudos de coorte*. Também podemos realizar investigações no passado, utilizando dados retrospectivos de doentes e comparando-os a um grupo "controle", nos chamados *estudos de caso-controle*. A partir de casos de infarto do miocárdio, por exemplo, buscam-se nos registros médicos passados, resultados de marcadores laboratoriais que poderiam estar alertando sobre a possibilidade desse desfecho indesejado, comparando esses possíveis indicadores no grupo controle, formado por indivíduos com características (gênero, idade, raça, ou outra que se aplique) similares aos casos, mas que não sofreram o desfecho (infarto).

Na hierarquia das evidências, dados de associação obtidos em estudos de coorte são mais poderosos do que os obtidos em estudos retrospectivos, como os de caso-controle. Breve detalhamento desses e outros tipos de estudos epidemiológicos, suas forças e fraquezas e aplicações na área de diagnóstico e prognóstico baseado em testes laboratoriais estão no Capítulo 5 da parte 2, o qual pode ser lido a qualquer momento como revisão.

O exemplo mais conhecido da definição de limites de decisão clínicos baseados em desfechos futuros talvez seja o do diagnóstico de Diabetes. Desde 1997, o comitê de especialistas patrocinado pela Associação Americana de Diabetes (ADA) mudou o modo de definir a doença. O foco passou a ser a relação dos níveis glicêmicos com os efeitos de longo prazo da doença, substituindo as definições vigentes até então, baseadas nos valores populacionais da glicemia, seja em jejum ou nos testes de tolerância oral. [21] Utilizando dados de três estudos epidemiológicos, demonstrou-se uma relação quase linear entre glicemia e retinopatia, uma complicação inicial do Diabetes. Surgia, então, o limite de 126 mg/dL na glicemia de jejum como ponto de corte para o diagnóstico da doença. A determinação de glicemia duas horas após ingestão oral de glicose acabaria perdendo espaço por sua difícil padronização e por não apresentar capacidade diagnóstica superior, considerando o critério de evitar o aparecimento de complicações. Uma revisão do mesmo comitê em 2003 acrescentaria uma subdivisão, que caracterizaria um estado intermediário, ou pré-diabetes.

Já no documento de 1997 foi demonstrado que a Hemoglobina Glicada (A1c) é preditora da retinopatia futura. O ponto de corte, segundo os dados daquele primeiro consenso, deveria ser algo entre 6,0% e 7,0%. Trabalhos mais recentes acabaram por consolidar a A1c como marcador diagnóstico de diabetes e o ponto de corte de 6,5% foi o escolhido, embora ainda não aceito por todas as entidades. Como já comentado, para o responsável pelo laboratório não é necessário validar o ponto de corte na sua população, mas sim ratificar a sua metodologia. Com a hemoglobina glicada a falta de harmonização entre as técnicas utilizadas ficou evidente. Os estudos epidemiológicos que levaram ao estabelecimento de novos pontos de corte foram realizados com a cromatografia líquida de alta eficiência (HPLC). Para que o teste pudesse ser usado na prática, no entanto, foi necessário um esforço de padronização de metodologias disponíveis, a fim de que os resultados da A1c obtidos com procedimentos alternativos (imunoturbidimetria, por exemplo) pudessem ser validados ante esse método padrão dos estudos internacionais. Acrescentamos, então, mais uma pitada de variabilidade e incerteza nos valores de referência de exames laboratoriais: a falta de harmonização entre os métodos distintos utilizados para uma mesma análise. No caso específico do diabetes, pela relevância e alta prevalência da doença, um comitê de padronização internacional foi criado, o National Glycohemoglobin Standardization Program (NGSP), responsável por certificar as diversas técnicas na tentativa de possibilitar que os resultados de diferentes métodos fossem intercambiáveis entre si. Em outras situações, entretanto, os problemas de falta de harmonização interensaios não foram equacionados e permanecem como empecilho prático tanto à implantação de limites de decisão baseados em estudos epidemiológicos, quanto ao acompanhamento de pacientes com resultados de exames realizados por laboratórios que não utilizam as mesmas metodologias. O tema será explorado com mais detalhes em capítulo específico.

Quadro resumo Diferenças entre as duas principais formas de valor de referência laboratorial

	Valor de referência baseado na normalidade	Limite de decisão clínica
O que é	Limites obtidos estatisticamente representando a tendência central de um determinado analito em 95% dos indivíduos de uma população dita de referência.	Pontos de corte discriminatórios que podem indicar a necessidade de uma determinada intervenção clínica, definidos por estudos epidemiológicos.
Quem define	O Laboratório deve definir seus próprios ou validar valores externos.	Estudos epidemiológicos ou estudos de acurácia que podem ser validados por entidades científicas.
Padronização	Definida por documento próprio do CLSI.	Ainda sem padronização adequada
Papel do laboratório	Seguir as recomendações atualizadas do CLSI ou outro órgão similar para definir seus valores ou validar valores externos.	Acompanhar as decisões das sociedades médicas e/ou estudos epidemiológicos para implantar limites de decisão que agreguem valor ao resultado do exame.
Qual pergunta clínica responde	Este resultado está dentro do esperado?	Preciso intervir no paciente para evitar desfechos indesejáveis no futuro?
Atenção do responsável do laboratório	Na validação de VRs obtidos pelo fabricante ou da literatura.	Na padronização de variáveis pré-analíticas e analíticas conforme o descrito nas diretrizes ou nos estudos utilizados.

Variabilidade biológica e os valores de referência individuais

3

A variabilidade biológica dos marcadores medidos rotineiramente nos laboratórios de análises clínicas é um conceito que deve ser entendido com clareza pelos profissionais que trabalham com exames, tanto por aqueles que os realizam quanto pelos que os interpretam. Essa flutuação dos valores de parâmetros quantificados nas amostras biológicas pode ser classificada como previsível (variações com a idade ou ritmo circadiano nos hormônios, por exemplo) ou randômica, variações ao acaso, que ocorrem em torno de um determinado ponto de equilíbrio, chamado homeostático. Essa variação aleatória, que ocorre em resposta às alterações fisiológicas e metabólicas, é conhecida como VARIAÇÃO BIOLÓGICA INTRAINDIVIDUAL e será um dos focos deste capítulo, pela sua relevância na interpretação de resultados de exames laboratoriais.

Até esse momento, discutimos o fato de o mesmo parâmetro ter comportamento variável dentro de grupos de indivíduos aparentemente sadios, ou seja, em uma determinada população existe uma variação em torno de um ponto central, a chamada VARIAÇÃO BIOLÓGICA INTER-INDIVIDUAL, que tentamos traduzir nos intervalos de referência baseados na normalidade, mas que tem uma medida própria chamada Coeficiente de Variação Interindividual (CVg).

Graças a essa flutuação natural, o próprio indivíduo tem o seu "intervalo de confiança" para cada parâmetro laboratorial e o número expresso no laudo como um valor absoluto não pode ser considerado assim por quem o avalia, embora essa falha na interpretação de resultados seja mais comum do que gostaríamos. A culpa é de todas as partes: ao clínico falta o conhecimento sobre as variabilidades envolvidas, pré-analíticas, analíticas e biológicas e ao laboratório falta a clareza em comunicar essa inexatidão. Por essas e outras questões os erros na avaliação de exames podem ser mais

A DIFERENÇA SIGNIFICATIVA ENTRE DOIS EXAMES SEQUENCIAIS

Imaginemos uma situação prática. Um indivíduo ao fazer exames de rotina detecta que o valor sérico de seu colesterol LDL está um pouco acima do desejável, 156 mg/dL. Ao conversar com seu médico, a opção é por uma abordagem conservadora, com mudanças no estilo de vida e acompanhamento. Em um novo exame, feito 60 dias após o primeiro, o alívio: o nível do LDL colesterol caiu para 129 mg/dL e todos ficaram felizes. Não será necessária nenhuma intervenção adicional, pois o exame agora está em um valor aceitável.

Infelizmente para os envolvidos, esse raciocínio aparentemente lógico está errado. Considerando a variabilidade analítica do método laboratorial e a variabilidade biológica do LDL colesterol, veremos que esses dois resultados (156 mg/dL e 129 mg/dL) obtidos em dias diferentes são estatisticamente iguais e que não há como afirmar que a aparente diminuição do valor tenha a ver com alguma intervenção que tenha sido feita, pois ela pode dever-se unicamente a fatores totalmente aleatórios envolvidos na metodologia laboratorial e na fisiologia.

A medida dessa variação, fundamental para a interpretação correta de exames laboratoriais realizados em sequência, é estimada pelo *Reference Change Value* (RCV), que pode ser traduzido como Diferença Significativa. Por meio de equações matemáticas é possível inferir o impacto das variabilidades biológica e analítica (considerando a pré-analítica como desprezível) em dois resultados, tentando, assim, definir se houve mudança real no parâmetro entre uma data e outra. Esse número expressa a diferença mínima que uma mudança ocorrida entre duas análises sequenciais do mesmo marcador laboratorial precisa ter para poder ser considerada como real e significativa clinicamente. Para essa determinação, a fórmula do RCV utiliza o Coeficiente de Variação Analítico (CVa), inerente ao método e equipamento utilizado, calculado pelos programas de controle de qualidade internos do laboratório, e a variação intraindividual (variação biológica) medida pelo Coeficiente de Variação Intraindividual (CVi). Algumas bases de dados compilam os dados deste último coeficiente e estimam a diferença significativa de cada analito para sua aplicação, na prática, e, portanto, não há necessidade de o profissional realizar cálculo algum.

No caso do LDL Colesterol, utilizando uma das mais conhecidas ferramentas online de cálculo de RCV, a *European Federation of Clinical Chemistry and Laboratory Medicine* (EFLM) *Biological Variation Database*, a diferença significativa entre dois resultados (sendo o segundo menor que o primeiro) é de 20% (IC 18,1 - 23,3%), considerando CV analítico de 5%, o que nos permite concluir que os dois exames do exemplo acima (156 mg/dL e 129 mg/dL) não podem ser considerados diferentes estatisticamente, já que a diferença entre eles é de 17%, menor do que o necessário para concluirmos que alguma ação, além da aleatoriedade, influiu nessa redução. Ou seja, embora numericamente diferentes, existe uma boa probabilidade de que os resultados sejam estatisticamente iguais.

Parece óbvio que a aplicação dessa ferramenta seja extremamente útil na rotina clínica, mas a verdade é que o RCV é desconhecido de uma grande parte dos profissionais que trabalham com exames diagnósticos, tanto os que geram os resultados dentro dos laboratórios, quanto os que os interpretam nos consultórios e hospitais. Do lado dos analistas há desconforto com o reconhecimento de que o número expresso no laudo não é absoluto. Nossa cultura não aceita essa imprecisão, pois a imagem que vendemos é a contrária. Reconhecer nossos resultados como meras estimativas (cada vez melhores) da realidade, seria admitir o fracasso. Os clínicos também compartilham essas dores. Apesar de ser uma ciência probabilística baseada na incerteza, a medicina não é considerada assim por uma boa parte de quem a pratica e muito menos pelos usuários. Reconhecer as eventuais incertezas pode parecer sinal de fraqueza entre os pares e com os pacientes. [22]

Embora não haja dúvida de que a variação biológica aleatória em torno de um determinado ponto de equilíbrio homeostático exista, definir o quanto isso impacta em cada parâmetro laboratorial não é tarefa fácil. Como existem variabilidades pré--analíticas e analíticas implícitas em um exame, seria preciso isolá-las e diminuí-las ao máximo, na tentativa de medir o impacto da variabilidade biológica em dois exames subsequentes em um dado indivíduo. O protocolo mais aceito para essa determinação foi descrito pelo professor Callum Fraser em seu livro *Biological Variation: From Principles to Practice*. Outros métodos estatísticos desenvolvidos mais recentemente também são utilizados, como o CV-ANOVA, bem como o cálculo da variação biológica utilizando os resultados arquivados nas bases de dados de grandes laboratórios. [23]

Ao contrário dos valores de referência, no entanto, não é tarefa do laboratório determinar qual a variabilidade biológica de seus parâmetros. Basta conhecer seu significado, seu impacto na interpretação de resultados e consultar as bases de dados disponíveis online. A mais conhecida delas, como dissemos, é a *Biological Variation Database* (www.biologicalvariation.eu), patrocinada pela EFLM, Federação Europeia de Medicina Laboratorial. Importante frisar que, assim como nos intervalos de referência, as bases de dados de variações biológicas são dependentes do método e da população selecionada, não sendo, portanto, universais e intercambiáveis livremente.

O trabalho de compilar, avaliar e realizar metanálises dos estudos de variabilidade biológica do mundo todo se justifica pela relevância do assunto. No site citado, há um detalhamento dos cuidados e da ferramenta criada para avaliação dos estudos que pretendem calcular o CVi e o reconhecimento das limitações do RCV. Na era da Medicina Baseada em Evidências, o uso correto e racional dos exames de laboratório é cada vez mais exigido e o aprimoramento e popularização do uso de recursos como esses é um dos desafios urgentes.

Como já vimos, quando analisamos o impacto da variabilidade biológica na avaliação de resultados laboratoriais, temos de levar em conta que existem dois tipos de variação: os previsíveis (ritmo circadiano, idade, gênero, por exemplo) e os randômicos ou aleatórios, que são medidos através do chamado CVi, obtido estatisticamente através da análise do mesmo parâmetro laboratorial em um grupo de indivíduos em um certo período, seguindo protocolos específicos que possam mitigar os efeitos da variabilidade pré-analítica e analítica. Ao consultar a base de dados da EFLM veremos que existem analitos com baixo CVi, como a albumina sérica, por exemplo (2,1%), enquanto outros, como o TSH (17,7%) e os triglicerídeos (20%) apresentam variabilidade intraindividual bem maior. É claro que na análise de resultados sequenciais do mesmo paciente, essa variabilidade tão distinta terá impacto diferente, e isto é demonstrado pelo cálculo da diferença significativa (RCV). Para a albumina, por exemplo, o RCV fica próximo de 9,0%, considerando que a variação analítica seja de 3,0%. Na prática, isso significa que qualquer mudança acima de 9,0% entre duas determinações seriadas de albumina pode ser considerada significativa, causada possivelmente por efeito não fisiológico (tratamento, doença etc.). Já para o TSH, o RCV positivo entre duas medidas sequenciais, mantendo-se a variabilidade analítica em 3,0%, chega a 51%. Ou seja, caso ocorra uma variação positiva entre duas determinações sequenciais de TSH no mesmo paciente, ela precisa ser maior do que 51% para ser considerada com certeza algo significativo para o clínico. Há outras plataformas online de cálculo disponíveis, como a da BMJ interactive, [24] criadas na tentativa de auxiliar o médico na tarefa, inclusive com uma tabela listando os principais exames e suas variabilidades.

No caso de monitoramento de pacientes, quanto mais distante do limite de referência (ou ponto de corte) estiver a primeira quantificação de um determinado marcador laboratorial, maior a capacidade do RCV demonstrar que houve uma alteração significativa, no caso de aumento em uma segunda amostra de acompanhamento. O caso do CEA (antígeno carcinoembrionário) foi utilizado como exemplo em um estudo sobre o tema. [25]

Apesar de o RCV para esse parâmetro ficar em torno de 1,88 µg/L e quaisquer alterações superiores a esta serem significativas, a ascendência desta medida individualizada em relação ao ponto de corte superior (neste exemplo, 7,3 µg/L) só se concretiza na prática quando os valores da primeira análise estiver 3,11 µg/L abaixo do limite de referência, como demonstrado nos gráficos B e C da Figura 11. Nestes exemplos, apesar da variação entre as duas amostras ter sido a mesma (3,5 µg/L), apenas o paciente "C" se beneficiaria da utilização do RCV em relação à simples comparação com o ponto de corte utilizado como referência. Nos casos em que essa distância mínima necessária for menor que o RCV a utilização deste na prática fica limitada.

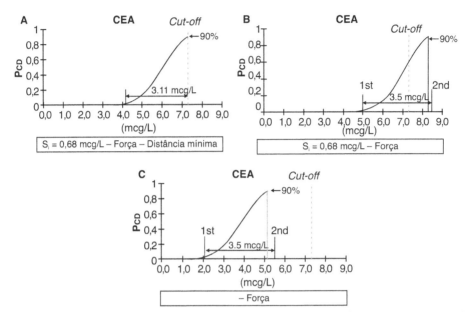

Figura 11 Relação entre a aplicabilidade prática do RCV entre duas quantificações sucessivas e a distância do resultado do primeiro exame em relação ao ponto de corte utilizado como indicador de referência.[25]

Dada a sua óbvia importância e a diferença existente na variabilidade biológica entre um analito e outro, deveríamos reportar o RCV no laudo laboratorial? A resposta seria, provavelmente, sim, mas as resistências a essa mudança são muitas. De um lado os laboratórios precisam divulgar a sua imprecisão, afinal o Coeficiente de Variação Analítica (CVa), obtido por meio de um programa de controle de qualidade interno, precisaria ser explicitado, pois entra na fórmula do RCV. Como o CVa tem padrões aceitos como satisfatórios para cada marcador e depende da implantação de boas práticas laboratoriais, entende-se a resistência. Por outro lado, os médicos, já saturados de números e estatísticas, muito pouco convencidos da relevância da sua utilização prática, deveriam acostumar-se a mais uma variável na já complexa análise de resultados.

Há dúvidas, no entanto, se a sinalização do RCV no laudo efetivamente melhoraria a interpretação dos testes. A determinação dos índices de variabilidade biológica ainda é incipiente e não contempla muitas situações relevantes (frequência entre as análises, variação nas doenças crônicas, entre outras). Há também a questão de que quando trabalhamos com um CVi mediano, partimos do princípio de que todos os pacientes tenham essa mesma variabilidade, o que não é verdade. Essas limitações da ferramenta não são desprezíveis. O uso incorreto ou a sinalização no laudo de

Parte I • Os valores de referência

um RCV não adequado à população atendida pelo laboratório poderia ser danosa ao paciente.[26] A justificativa mais relevante, me parece, reside mesmo na falta de conhecimento entre os profissionais tanto de laboratório quanto os clínicos para que a aplicação correta desse cálculo possa ser útil ao paciente. Pesquisa recente realizada junto a médicos na Coreia do Sul demonstrou que não há a compreensão adequada do RCV e sua aplicação, concluindo que cabe aos laboratórios o protagonismo na divulgação e uso desse recurso. [27]

Utilizar uma medida que mostre, mesmo que de maneira ainda imperfeita, as diferenças existentes entre duas análises consecutivas que são inerentes à fisiologia do indivíduo e à variabilidade do método, com certeza, têm mais a contribuir do que atrapalhar, pois nos obrigará a não fugir do tema, como temos feito até aqui. Por enquanto, raramente essa informação chegará ao laudo, não sendo comunicada na imensa maioria das vezes, embora, como vimos no exemplo do LDL colesterol no início do capítulo, ela possa ter muita importância na rotina de monitoramento de pacientes por meio de exames. Resta a expectativa de que o aprimoramento da medida da variabilidade biológica continue avançando e que o conhecimento sobre as imprecisões das medidas laboratoriais aumente entre os profissionais que produzem e interpretam exames para que o monitoramento de resultados seriados de exames quantitativos possa ser mais preciso e menos sujeito à falsas conclusões.

O ÍNDICE DE INDIVIDUALIDADE

No momento em que compara o resultado do exame de seu paciente com o chamado intervalo de referência expresso no laudo, o clínico deve levar em conta muitas variáveis, algumas já discutidas aqui. A individualidade de um determinado analito é mais uma delas, com relevância principalmente nos cenários em que não há valores anteriores para esse exame no paciente em questão.

Quando analisamos resultados de marcadores quantificados em amostras biológicas, temos de considerar, como já vimos, que eles estão sujeitos a flutuações randômicas e imprevisíveis, medidas pelo CVi. Ao comparar esse resultado com valores de referência temos de considerar que há também uma variabilidade no comportamento desse marcador na população de indivíduos supostamente sadios, que pode ser medida pelo Coeficiente de Variação Interindividual (CVg). Na maioria dos testes laboratoriais o CVi da substância que está sendo medida é menor que seu CVg, ou seja, a flutuação individual dos valores é menor que a populacional. A esta característica dá-se o nome de individualidade e, como seria esperado, ela afeta a maneira com que devemos interpretar os resultados, como veremos a seguir.

O exemplo mais clássico da individualidade de um exame de laboratório pode ser verificado em um gráfico obtido em um estudo com uma coorte de 27 idosos que tiveram a variabilidade intraindividual determinada. Observe na Figura 12 os valo-

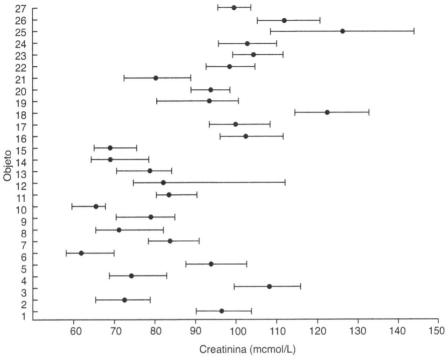

Figura 12 Médias e amplitudes de creatinina sérica em 27 idosos. [28]

res da média e os dos extremos da creatinina sérica em cada paciente, sendo que os identificados de 1-13 são mulheres e os de 14-27 homens. Na abcissa estão plotados os valores de referência considerados, 60-98 μmol/L para mulheres e 66-128 μmol/L para homens, sendo que 100 μmol/L equivalem a 1,3 mg/dL.

Fica fácil observar que as faixas de variação individuais dos resultados das creatininas dos pacientes do estudo cobrem apenas pequenas faixas do valor de referência populacional, o que é característico de analitos que tenham CVi<CVg. Qual o impacto disso para o uso dos chamados intervalos de referência populacionais? Valores que já seriam elevados para um determinado indivíduo (como a paciente 2, por exemplo) estariam dentro da faixa de referência. O resultado, "normal" para a população, é "anormal" para ela. Fica claro, portanto, que a interpretação de resultados de creatinina sérica utilizando como comparação um intervalo de referência populacional para determinar diminuição precoce de função renal, por exemplo, é pouco efetiva. O ideal, neste caso, e em muitos dos parâmetros medidos em laboratório, seria a comparação com valores conhecidos da paciente, o chamado valor de referência individual, em conjunto com o RCV, discutido no tópico anterior.

No exemplo da Figura 12, a variabilidade intraindividual da creatinina, medida pelo CVi foi de 4,3% e a variabilidade interindividual, medida pelo CVg foi de 18,3%.

44   **Parte I** • Os valores de referência

O chamado Índice de Individualidade (II), razão entre os dois coeficientes, inicialmente proposto por Harris em 1981[29] permite avaliar se a variabilidade individual de um analito cobre apenas uma pequena faixa da variabilidade populacional (II baixo, ou CVi<CVg) ou se, ao contrário, as variabilidades se aproximavam (II alto, ou CVi>-CVg). Embora a fórmula original de Harris fosse um pouco diferente, hoje em dia o Índice é obtido simplesmente com a relação CVi/CVg. Quanto menor esse índice, maior a individualidade do parâmetro. Na prática, considera-se que em um marcador laboratorial que apresente alto II (superior a 1,4) pode-se usar os valores de referência populacionais para comparação com bastante segurança. Por outro lado, analitos cujo II seja inferior a 0,6 não deveriam ser comparados com tradicionais intervalos baseados em normalidade. O fato é que basta acessar as bases de dados que compilam as variabilidades para constatarmos que a maioria dos parâmetros quantificados em laboratórios clínicos tem baixos índices de individualidade, como a creatinina, que no exemplo acima teria um II de 0,23. Esta característica torna a comparação de um resultado individual com a referência populacional pouco eficaz. O clínico, portanto, pode não conseguir avaliar corretamente um resultado pouco elevado ou pouco diminuído de um determinado teste simplesmente pela comparação com os intervalos de referência, visto que valores que poderiam ser considerados alterações da normalidade daquele indivíduo estarão ainda dentro da faixa de referência populacional. Na tabela abaixo, listamos como ilustração valores de II de alguns testes comumente utilizados na prática, usando valores de CVi e CVg da base de dados da EFLM.

Ao estarem cientes dessas limitações, os responsáveis pelos laboratórios devem, portanto, dar preferência a intervalos populacionais mais estreitos (e mais individualizados), segmentados por idade, gênero, raça ou outra condição, que possam melhorar a comparação de um resultado individual com a referência proposta. Na

Analito	Índice de Individualidade (II)
Albumina	0,5
Amilase	0,22
Bilirrubinas	0,75
Cálcio total	0,66
CEA (antígeno carcinoembriogênico)	0,11
Colesterol	0,32
Glicose	0,62
Hemoglobina A1c	0,25
Potássio	0,98
Sódio	0,50
TSH (hormônio tireoestimulante)	0,48

Valores estimados de Índice de Individualidade de alguns analitos comumente utilizados na rotina clínica, baseados em CVi e CVg da base de dados da EFLM. [30]

verdade, apenas a separação dos valores de referência por gênero já pode melhorar a aplicabilidade deles, embora o estímulo ao uso de abordagens alternativas seja uma tendência futura.

No caso específico da creatinina, por exemplo, o *National Kidney Disease Education Program* (NKDEP) promoveu várias intervenções baseadas nas melhores evidências, no intuito de melhorar a prevenção e a detecção precoce da doença renal crônica. Dentre as medidas mais incentivadas estava o uso da Taxa de Filtração Glomerular estimada (e-TFG), que, utilizando algumas equações sugeridas, agregava valor ao resultado isolado de creatinina, permitindo uma abordagem mais individualizada. Nas equações para a determinação da e-TFG, variáveis importantes como idade e gênero são consideradas, e, assim, valores "normais" de creatinina quando comparados com o tradicional intervalo de referência podem revelar uma e-TFG já diminuída, dependendo da idade e do gênero do paciente.

Embora a informação desse cálculo em conjunto com a creatinina seja sugerida desde o início dos anos 2000 por organismos internacionais e seu uso chancelado pelas sociedades científicas nacionais e pelo ministério da saúde no Brasil, sua aplicação prática parece estar abaixo do esperado. Um estudo de 2013 revelou que apenas 10% dos laboratórios de uma amostra de mais de 500 localizados na região sul do país reportavam a e-TFG.[31]

Mesmo que o raciocínio lógico possa inferir que a probabilidade de um resultado levemente aumentado de um paciente possa não ser identificado apenas nas situações em que o analito medido tenha II baixo, uma análise estatística mais apurada, levando em conta valores absolutos e não percentuais, demonstrou que em amostras quantificadas apenas em uma ocasião a probabilidade de identificar uma mesma alteração como patológica utilizando intervalos de referência populacionais independe do índice de individualidade, embora, para alguns indivíduos a mudança no valor do seu chamado estado habitual, ou "normal" tenha de ser maior para que seu resultado seja classificado como "anormal".[32] O efeito do II baixo, entretanto, aparece no caso de uma nova amostra ser solicitada, na sequência, como confirmação da primeira; prática bastante recorrente em nosso meio. Nestas situações, só haverá alteração na percepção de normalidade em analitos com II maior do que 0,4, sendo praticamente inútil repetir amostras de testes com índices de individualidades menores.[33] Esse novo raciocínio complica um pouco mais a interpretação de resultados que estejam pouco acima (ou abaixo) dos limites do intervalo de referência populacional. A prática comum seria a de repetir o teste, sobretudo em situações de diagnóstico e não de triagem, mas a repetição de marcadores com baixo índice de individualidade (uma grande parte dos atuais testes laboratoriais) não trará nenhuma informação nova, pois os resultados tendem a ser muito parecidos, obviamente descartando erros pré-analíticos e analíticos que possam ter ocorrido na primeira análise. Todas essas conclusões são provisórias e baseadas no estágio atual da pesquisa sobre a variabilidade biológica e a individualidade dos testes. Muito caminho há pela frente, mas o que devemos ter ciência, no momento, é que a utilização indiscriminada e sem critério do valor de referência populacional limita, na prática, a aplicabilidade dos resultados dos testes laboratoriais. Baixos índices de individualidade exigem valores de referência mais segmentados para terem maior significância.

Outra consequência do conhecimento sobre a flutuação fisiológica normal dos parâmetros laboratoriais em torno de um ponto homeostático é verificada na tendência de que novas recomendações quanto ao erro total analítico permitido ao laboratório seja menor em situações de alta variabilidade biológica, fato que minimizaria a chamada diferença significativa em amostras sequenciais (RCV). Os critérios de desempenho analítico mínimos estão disponíveis em documentos sobre o tema, como o chamado Consenso de Estocolmo e relacionam a variabilidade biológica com o erro máximo permitido para que o resultado ainda tenha aplicabilidade diagnóstica. [34]

Valores de referência individuais ou personalizados

Quando chega a "hora da verdade" para o exame de laboratório, o paciente está na frente do clínico e o resultado de seu exame está impresso no laudo. A pergunta que o médico quer responder é: "esse exame está alterado? " ou "baseado nesse resultado, devo fazer alguma intervenção?". Seja qual for a pergunta, a resposta pode não ser alcançada apenas comparando o resultado do paciente com o intervalo de referência ou o limite de decisão. Graças ao grande número de variáveis envolvidas tanto na elaboração do chamado valor de referência quanto na variabilidade biológica do que foi quantificado no paciente, a tarefa que pode parecer simples, na verdade, está longe de ser.

Num mundo ideal, levando em consideração que o exame foi corretamente solicitado, possui acurácia diagnóstica satisfatória para responder à pergunta clínica em questão e foi corretamente realizado, conhecer o intervalo de referência individual do paciente para aquele determinado teste pode ajudar a minimizar o problema. O chamado ponto homeostático de um determinado analito, em torno do qual ocorre a flutuação biológica, pode ser determinado estatisticamente. As bases de dados dos laboratórios e o hábito comum de realizar *check ups* anuais que incluem testes rotineiros podem ajudar na tarefa, visto que existe um histórico registrado de resultados anteriores. Usar apenas uma determinação isolada, coletada em um momento de estabilidade na condição de saúde do indivíduo e considerá-la como o "valor de referência personalizado" também é algo que pode ser feito, embora possua alto grau de incerteza e seu uso, portanto, pode não ser adequado.

Modelos matemáticos que podem, a partir de poucos resultados anteriores, calcular o chamado intervalo de referência personalizado ou individual foram recentemente sugeridos. [35] A alternativa não é isenta de problemas: é preciso ter certeza de que os valores anteriores utilizados para a determinação desse intervalo de referência individualizado foram obtidos em um momento no qual a pessoa estava saudável, o que pode não ser tão fácil de inferir, e a metodologia deveria ser a mesma em todas as ocasiões, para ficarmos apenas nos mais aparentes. Mesmo assim esta opção pode ser a melhor de todas que estão disponíveis no momento e deve ser olhada com atenção pelos responsáveis dos laboratórios. O futuro pode exigir que, ao lado do resultado do exame, tenhamos dois valores de referência, o populacional e o individual, quando possível.

Harmonização interlaboratorial e a interpretação de resultados

4

A análise rápida de um laudo laboratorial e a tentativa de comparar resultados do mesmo exame no mesmo paciente em datas e laboratórios diferentes pode ocultar armadilhas que tendem a atrapalhar muito as decisões do clínico. Mais uma vez, todas as partes envolvidas (laboratório, médico e paciente) desconhecem o potencial de erro que reside na falta de harmonização entre resultados ou, no caso dos laboratórios em particular, se conhecem não o comunicam com a clareza necessária.

A visão de uma área técnica de um laboratório, atualmente, causa impacto em leigos no assunto. A quantidade de equipamentos poderosos enfileirados em unidades gigantes que lembram indústrias permite a conclusão errônea de que os resultados dos testes realizados com uma tecnologia tão impressionante são muito mais precisos e exatos do que realmente são. Como já vimos em capítulos anteriores, mesmo com todo o recurso disponível, há muito mais incerteza por trás dos números absolutos expressos nos laudos laboratoriais do que todos gostariam. A interpretação de um teste isolado depende em boa parte, como vimos, da competência do serviço laboratorial em minimizar as variáveis pré-analíticas e analíticas e em comunicar o resultado de maneira clara, com intervalos de referência ou limites de decisão adequados à população e à metodologia, além de outras observações e comentários que possam agregar valor àquele resultado. Ao clínico compete, além da escolha do teste adequado para a sua dúvida clínica, conhecer as limitações envolvidas no estabelecimento de intervalos de referência e avaliar o resultado levando em conta a individualidade e a variação biológica inerente a qualquer teste.

Já seria o bastante. No entanto, há outra dificuldade adicional a qual o médico pode ser submetido e que o laboratório deve estar ciente para, no mínimo, alertar: diante de dois resultados do mesmo exame de um mesmo paciente, realizados por metodologias distintas (normalmente em serviços diferentes) a comparação pura e simples dos resultados vai ter de considerar, além de todas as variáveis já citadas, a harmonização interlaboratorial; ou melhor, em muitos casos, a falta dessa harmonização, o que leva à impossibilidade da comparação entre os dois números. Uma ideia equivocada que muitos pacientes, médicos e mesmo profissionais de laboratórios têm é a de que exames idênticos (como a quantificação de um marcador tumoral, por exemplo) realizados no mesmo paciente por serviços (e metodologias) distintos podem ser comparados sempre.

Obviamente não são todos os exames que sofrem esse problema. Muitos testes são realizados utilizando técnicas quase universais, muito padronizadas e possuem uma boa correlação, mesmo quando realizados em laboratórios ou equipamentos distintos, podendo ser comparáveis entre si. Os maiores problemas de falta de harmonização acontecem em testes mais recentes ou em exames que quantificam moléculas mais complexas, como hormônios, por exemplo. Importante ressaltar que entre os envolvidos neste tema estão os fabricantes de reagentes para diagnóstico *in vitro*, cujos interesses comerciais nem sempre coincidem com as necessidades da comunidade médico-laboratorial, além das autoridades reguladoras, que devem atuar para garantir que os testes que chegam ao mercado atinjam especificações mínimas de qualidade. Alguns esforços internacionais que tentam congregar todos os atores do mercado de diagnóstico laboratorial com os profissionais do setor, tentam minimizar os efeitos desta falta de harmonização que, por fim, acaba interferindo na adoção universal de intervalos de referência ou limites de decisão originados nas diretrizes internacionais.

Importante, a esta altura, diferenciar padronização de harmonização. Embora tenham o objetivo comum de obter resultados equivalentes para o mesmo teste laboratorial em diferentes metodologias, são procedimentos distintos. A padronização de um determinado exame refere-se principalmente à existência de materiais de calibração rastreáveis a um padrão aceito como de referência, seja pela sua pureza ou por utilizar a melhor metodologia disponível. Como todos os testes laboratoriais passam por procedimentos de calibração, a existência desses calibradores certificados certamente melhora a possibilidade de comparação entre resultados. Já a harmonização normalmente refere-se a esforços de equalização das metodologias disponíveis para um determinado parâmetro laboratorial para o qual não haja sistema de calibração ou metodologia de referência disponível. Neste caso, normalmente utilizam-se painéis de amostras biológicas (soros) frescas quantificadas pelas diversas metodologias disponíveis na tentativa de estabelecer consenso. Na prática, tanto a padronização quanto a harmonização são as ferramentas que a comunidade científica utiliza para melhorar a comutabilidade entre resultados.

Uma maneira de avaliar a situação atual da comparabilidade entre resultados de laboratórios diferentes pode ser a utilização dos chamados ensaios de proficiência.

Normalmente coordenados por sociedades científicas e exigidos por lei, esses programas distribuem amostras biológicas liofilizadas para os laboratórios participantes que realizam então os exames de rotina e devolvem os resultados ao organizador que, por sua vez, compila todos os dados obtidos e avalia o desempenho de cada laboratório em relação ao universo dos participantes, comparando os resultados de cada um com os obtidos pelo grupo. Os ensaios de proficiência devem ser usados pelos laboratórios como medida da sua imprecisão (ou bias) e, em conjunto com o controle de qualidade interno, formam a base da avaliação estatística de desempenho analítico do serviço. Em alguns países esses programas fornecem para os participantes as chamadas amostras comutáveis, preparadas com espécimes biológicos frescos e minimamente manipulados. A análise dos resultados obtidos pelos diferentes laboratórios, quando quantificam parâmetros nessas amostras, pode ser útil para avaliar a harmonização dos exames na prática.

Um estudo publicado em 2003 compilou o resultado de 10 dos testes mais rotineiros realizados em 6.000 laboratórios submetidos a um ensaio de proficiência com amostra de soro comutável, dentro do programa de proficiência do Colégio Americano de Patologia (CAP). Antes de ser encaminhada aos laboratórios, essa amostra foi analisada e foram quantificados os 10 parâmetros, utilizando-se métodos de referência. Os resultados que retornaram dos participantes foram submetidos a uma análise estatística a fim de eliminar possíveis erros, com exclusão de valores discrepantes. Na avaliação sobre a harmonização, foram usados critérios de erro total analítico baseados na variabilidade biológica de cada marcador, definidos no Consenso de Estocolmo. O estudo concluiu que os parâmetros glicose, potássio, ferro e ácido úrico tiveram o melhor comportamento. Os restantes seis analitos (sódio, cloretos, ureia, magnésio, bilirrubinas, fósforo) tiveram seus desempenhos analíticos aprovados em menos de 52% dos participantes. Embora um estudo como esse tenha limitações e não seja definitivo, os resultados demonstram o quanto ainda temos de caminhar para alcançarmos o objetivo de termos resultados e valores de referência intercambiáveis. [36]

Vários esforços lidcrados por entidades governamentais e científicas ocorrem no mundo todo para melhorar a padronização e harmonização dos testes laboratoriais. Nos EUA, o *Centers for Disease Control and Prevention* (CDC) lidera programas de padronização de exames de perfil lipídico, hormônios, vitamina D, entre outros, fornecendo os chamados padrões cegos (amostras previamente quantificadas por métodos de referência), para laboratórios do país todo, compilando os resultados e certificando os laboratórios, na busca de que todos atinjam padrões mínimos de qualidade analítica, previamente divulgados, baseados em critérios de consenso.

Uma iniciativa mais abrangente é a do Comitê Conjunto de Rastreabilidade em Medicina Laboratorial (JCTLM, do inglês *Joint Committee for Traceability in Laboratory Medicine*), cujo conteúdo pode ser acessado no site www.jctlm.org., inclusive com lista de publicações sobre harmonização de resultados separados por analitos, sendo, assim, possível acompanhar a situação dos esforços de equalização de resultados para alguns parâmetros laboratoriais. A necessidade de coordenar e planejar as iniciativas de harmonização levaram à criação do Consórcio Internacional para Harmonização de Resultados de Laboratórios Clínicos, que tem como visão a de que "os resultados dos testes laboratoriais serão equivalentes, independentemente do laboratório que os produziu". O conteúdo pode ser acessado no site www.harmonization.net. Lá podemos encontrar uma lista com centenas de analitos, o impacto de sua harmonização e o estágio atual dos trabalhos. Vários são considerados adequados, ou seja, as iniciativas de padronização conseguiram resultado e o parâmetro tem uma harmonização considerada satisfatória para as necessidades do diagnóstico médico. Listamos abaixo alguns analitos nesta situação:

- Proteína C Reativa
- Bilirrubinas
- Cálcio
- Colesterol total
- Creatinina
- Ferritina
- Gama GT
- Glicose
- Fósforo
- Potássio
- Sódio
- Triglicerídeos
- Ferro
- Ácido úrico
- Hemoglobina
- A1c

Como mencionamos, os maiores problemas na compatibilização interlaboratorial de resultados estão nos novos testes ou naqueles em que moléculas mais complexas trazem dificuldade extra às metodologias, como nos hormônios. Em um documento oficial de 2015, a Associação Americana de Química Clínica (AACC), uma das mais prestigiadas entidades do setor, listou alguns parâmetros laboratoriais em que a harmonização é necessária, como o TSH (hormônio tireoestimulante), HGH (hormônio do crescimento), PSA (antígeno prostático específico), testosterona, PTH (hormônio paratireoideano) e tireoglobulina. São apenas alguns exemplos, a lista é muito maior.

Mas há, também, bons exemplos de iniciativas bem-sucedidas. A mais conhecida talvez seja a introdução exitosa do RNI (Razão Normalizada Internacional) no teste que mede a atividade de protrombina, exame essencial para o controle de medicamentos anticoagulantes à base de antagonistas da vitamina K. A padronização de reagentes e equipamentos ante padrões internacionais (*International Sensitivity Index* [ISI]) possibilitou a criação do RNI e a comutabilidade dos resultados desse exame hoje é uma realidade para a maioria dos laboratórios. Situações similares ocorreram com as determinações de colesterol e hemoglobina A1c, dois exames em que a comparabilidade entre resultados que vieram de serviços diferentes é geralmente possível, graças também a iniciativas internacionais de padronização.

Ao analista clínico cabe estar ciente desse problema e identificar na sua rotina quais testes carecem de harmonização adequada. Nos laudos desses exames deverá estar expresso com clareza a sua metodologia, inclusive com o nome do fabricante e uma observação para o clínico sobre a impossibilidade de acompanhar resultados daquele parâmetro utilizando metodologia distinta, devido à falta de harmonização. Nos imunoensaios que quantificam hormônios e marcadores tumorais, por exemplo, a metodologia conhecida como quimioluminescência é utilizada por quase todos os fabricantes de reagentes, mas existem diferenças substanciais entre eles, dependendo do parâmetro. Citar apenas a metodologia, sem citar o equipamento ou a marca do fabricante, será inútil nesses casos. Ao clínico e aos pacientes resta a recomendação de que, quando possível, a repetição de testes hormonais, marcadores tumorais e outros exames laboratoriais menos padronizados possam ser feitas no mesmo laboratório a fim de minimizar impactos na interpretação dos resultados.

Embora inicialmente focada nos aspectos analíticos, a harmonização do laboratório clínico deve ser ampliada para todos os aspectos do ciclo cérebro a cérebro. Como as etapas não analíticas possuem igualmente muita variabilidade e estão muito sujeitas a erros, os esforços de equalização inter-laboratorial não podem ficar restritos a aspectos metodológicos.[37] Terminologias, unidades de medida, intervalos de referência, laudos, enfim, todos os aspectos envolvidos no ciclo deveriam ser harmonizados. A busca por resultados intercambiáveis não deve se resumir a metodologias com boa correlação e o esforço novamente ultrapassa as paredes e as bancadas do laboratório, exigindo a interface com o solicitante, novamente com a linguagem universal da Medicina Baseada em Evidências.

PARTE

Medicina laboratorial baseada em evidências

Com eixo na Epidemiologia Clínica e na Bioestatística, a Medicina Baseada em Evidências (MBE), originária do Canadá nos anos 1990, rapidamente conquistou adeptos no mundo todo. Sua aplicação, inicialmente pedagógica, alcança horizontes muito mais amplos e está incorporada à prática clínica diária. Parece não haver dúvidas de que não existe mais lugar para as expressões "na minha experiência" ou "segundo a minha vivência". Embora as conclusões possam estar acertadas, é ético e recomendável alicerçar decisões clínicas em evidências científicas criteriosamente definidas em bases epidemiológicas e estatísticas. Cada vez mais se abandonam os raciocínios e deduções alcançados a partir apenas de experiências e observações, que podem ou não ser casuais.

Definida como "o uso consciencioso, explícito e criterioso das melhores evidências atuais na tomada de decisões sobre os cuidados de saúde de pacientes individuais" por alguns de seus maiores estudiosos em um editorial clássico,[38] a prática da MBE inicia com uma pergunta a ser respondida, uma dúvida clínica, na maioria das vezes relacionada a diagnóstico ou terapêutica. Após a formulação correta de suas questões iniciais, o clínico deverá submeter suas suspeitas e resultados de exames preliminares às fundamentações existentes na literatura científica, e avaliar criticamente a possibilidade da implementação prática das evidências encontradas no caso específico em análise. Não é verdade que a medicina tradicional desconhecesse as evidências na sua rotina, a principal diferença é que a MBE exige comprovações mais robustas. Graças a essa nova demanda, desenvolveram-se as revisões sistemáticas e as metanálises, que qualificam e agrupam os resultados das pesquisas produzidas sobre determinado assunto.[39] Basear-se nas experiências anteriores e buscar comprovações em fontes externas não são excludentes, muito pelo contrário. A nova prática exige novos conceitos, inclusive dos profissionais não médicos que exercem a medicina laboratorial, como farmacêuticos, biomédicos e biólogos, por exemplo. Nas questões relativas a diagnóstico, terapêutica e prognóstico, é inegável a relevância que o laboratório clínico possui. O uso correto, pois, dos testes laboratoriais é basilar para a aplicação e o êxito da prática da MBE. Quando visualizamos as oportunidades de melhoria na utilização dos exames, através da aplicação prática do ciclo laboratorial total, ou cérebro a cérebro, chegamos à conclusão de que nas etapas de interface clínico/laboratório, vitais para nosso objetivo, a linguagem que deve ser utilizada é a da MBE e seu conhecimento e prática, portanto, não podem ser negligenciadas.

Epidemiologia clínica aplicada ao laboratório

5

A Epidemiologia é uma ciência básica da saúde. Seu objetivo é levantar e analisar a ocorrência de doenças nas populações, estudando suas frequências e determinantes. Transportar os conhecimentos da epidemiologia, focada nas populações, para as decisões clínicas, focadas nos indivíduos, é o objetivo da Epidemiologia Clínica. As questões médicas do dia a dia podem ser respondidas através dos estudos epidemiológicos, aplicados à:

- Vigilância de doenças
- Causas das doenças
- Diagnóstico por meio de exames
- Determinação da história natural
- Determinação de fatores prognósticos
- Testes de novos tratamentos [40]

Para responder às perguntas médicas, vários tipos de estudos clínicos ou epidemiológicos podem ser conduzidos, em formatos diferentes, que chamamos de delineamentos. Mesmo não sendo pesquisador, todo profissional de saúde deve conhecer os tipos de estudos, suas aplicações, pontos fortes e fracos, para poder acompanhar a evolução das evidências disponíveis em seu campo de atuação. Para o responsável do laboratório, na maioria das vezes um profissional não médico, a tarefa é mais complexa, mas não menos importante. Na sua formação os profissionais das análises clínicas (sejam farmacêuticos, biomédicos ou biólogos) não têm contato com conteúdos específicos de epidemiologia clínica nem são familiarizados com a busca e a avaliação de evidências científicas. Esse déficit vai trazer dificuldades na hora de agregar valor ao resultado do exame, pois esta tarefa exige colocar-se no lugar do solicitante do exame, imaginando que exista (ou deveria existir) uma pergunta clínica a ser respondida pelo teste solicitado, seja ela relativa a diagnóstico, prognóstico, triagem ou prevenção. A comunicação do resultado, com valores de referência completos, atualizados e validados, observações pertinentes e sugestões de testes em cascata (os chamados algoritmos) podem auxiliar o clínico a utilizar melhor o exame. Esse conhecimento, necessário para agregar valor ao resultado, entretanto, precisa ser embasado em evidências clínicas robustas e, para tanto, o profissional deve dominar minimamente os conceitos que aqui serão revisados.

OS ESTUDOS EPIDEMIOLÓGICOS

As evidências que devem nortear as decisões clínicas do dia a dia são embasadas em estudos epidemiológicos e clínicos, conduzidos no mundo todo e posteriormente agrupados em revisões sistemáticas, metanálises e diretrizes. Um especialista de qualquer área da medicina, como a medicina laboratorial, por exemplo, deve conhecer os tipos de estudos, suas forças e fraquezas para poder realizar a busca e a análise crítica das evidências e aplicá-las na sua rotina diária. Revisaremos brevemente este tema, com foco maior nos estudos que possam ser utilizados na avaliação e validação de testes diagnósticos. Nossa preocupação será centrada na aplicação clínica do teste e não em suas características analíticas, que não é nosso tema.

A primeira grande divisão que podemos fazer nos delineamentos de estudos epidemiológicos é a ligada à intervenção do pesquisador. Caso haja apenas uma observação das práticas clínicas utilizadas ou do comportamento de uma determinada doença na população, temos os chamados ESTUDOS OBSERVACIONAIS. Quando alguma intervenção acontece, como a introdução de um tratamento, por exemplo, os estudos são chamados de EXPERIMENTAIS. Quando nos estudos observacionais existe um grupo chamado controle, eles são chamados de ANALÍTICOS, caso contrário são chamados de DESCRITIVOS. Para os estudos que comparam grupos (analíticos) é importante saber a sua direção no tempo, ou seja, se eles olham o passado ou o futuro. Para essa diferença é importante considerar duas variáveis presentes nos estudos: a *exposição e o desfecho*. A *exposição* é aquilo cujo efeito na saúde da população estudada se quer avaliar, seja um fator de risco ou uma conduta clínica e os desfechos são os eventos que a ciência médica tenta entender, predizer ou evitar, tais como a morte, a dor, a doença, entre outros. Quando um estudo parte do desfecho (como a ocorrência de uma determinada doença) e busca as exposições a que as pessoas foram submetidas no passado, temos os chamados estudos de CASO-CONTROLE ou retrospectivos. Se, ao contrário, o pesquisador parte das exposições, acompanhando um grupo de indivíduos ao longo do tempo, verificando a ocorrência dos possíveis desfechos, temos o estudo de COORTE, ou prospectivos. Quando não há lapso temporal e o que se propõe é apenas um retrato da situação momentânea de uma determinada população em relação a um determinado evento de saúde, estamos diante de um estudo TRANSVERSAL, que, devido às suas características, não permite associação entre desfecho e exposições. No caso dos estudos experimentais, a principal diferenciação está na maneira como são escolhidos os grupos que vão receber (ou não) a intervenção. Desse modo, temos então os estudos RANDOMIZADOS (em que a escolha é aleatória) ou NÃO RANDOMIZADOS (outra maneira de seleção que não a aleatória). A Figura 13 ajuda a visualizar essas diferenças.

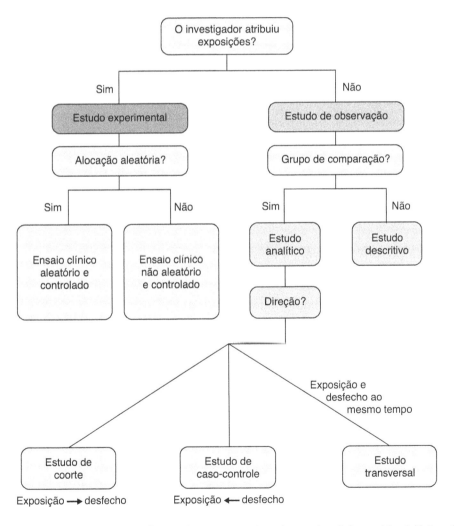

Figura 13 Algoritmo com a classificação dos principais tipos de estudos clínicos epidemiológicos.[41]

ESTUDOS TRANSVERSAIS

Quando o que se deseja é obter um retrato de uma determinada situação envolvendo o processo saúde/doença em uma determinada população utilizam-se os chamados estudos transversais. O objetivo pode ser um levantamento da prevalência (número de casos existentes em um determinado momento em uma determinada população) tanto de um desfecho (doença), quanto de uma exposição ou de ambos ao mesmo tempo. São estudos mais rápidos e baratos que não respondem a perguntas de causa/efeito, pois não têm lapso temporal. Normalmente podem levantar questões clínicas (e possíveis relações entre exposições e desfechos) a serem respondidas posteriormente por estudos com delineamentos mais adequados.

ESTUDOS DE COORTE

Os grandes estudos de coorte são responsáveis por muitos dos avanços da medicina na prevenção de doenças. Eles podem determinar a relação entre o efeito que uma determinada exposição, como o hábito de fumar, por exemplo, pode causar na ocorrência de casos de uma doença, como o câncer de pulmão. Para isso, os pesquisadores devem selecionar grupos de pessoas, previamente identificadas como sadias, mas suscetíveis a um determinado desfecho de interesse. Elas são classificadas como expostas ou não a alguma característica que se deseja avaliar e são acompanhadas ao longo do tempo, registrando-se a ocorrência dos desfechos durante esse período. As exposições estudadas também são conhecidas como fatores de risco e o número de casos novos que vão sendo contados durante o acompanhamento servem para determinar a incidência de uma determinada condição nessa população. Este tipo de delineamento pode ser poderoso na busca por evidências relacionadas a risco e associação causal, mas costuma ser caro e demorado, exigindo muitos recursos financeiros e humanos para a sua realização. Grandes estudos de coorte ficaram famosos, como o de Framinghan, por exemplo, que desde a década de 1940 acompanha grupos de pessoas na busca de informações sobre a saúde cardíaca. Além das limitações relacionadas a seu custo elevado, esses tipos de estudos não são adequados para a análise de exposições ou desfechos raros.

ESTUDOS DE CASO-CONTROLE

Nos casos de doenças raras ou que demoram muito tempo para se manifestar, a busca de respostas em relação a associações de causa/efeito ou risco pode acontecer utilizando esse tipo de delineamento, em que os pesquisadores partem do desfecho (um tipo raro de câncer, por exemplo), ao comparar um grupo com (casos) e um grupo sem (controles) a doença, buscando no passado desses indivíduos as informações relativas às possíveis exposições. Embora mais rápido e barato, o estudo de caso-controle tem limitações importantes, principalmente relacionadas à seleção do grupo de controle e a veracidade dessas informações do passado. Mesmo assim é muito utilizado e quando bem delineado e realizado pode ser fonte de informações clínicas relevantes.

ENSAIOS CLÍNICOS RANDOMIZADOS

Enquanto os Estudos de Coorte são os mais indicados para a avaliação de causa e efeito na medicina, os que são mais capazes de avaliar a eficácia prática de uma determinada intervenção ou medicamento em uma situação clínica são os Ensaios Clínicos Randomizados: os pesquisadores selecionam aleatoriamente dois grupos de pacientes com uma determinada condição de interesse e aplicam o tratamento proposto em apenas um desses grupos. O outro recebe o chamado placebo, ou seja, algo que mimetize o tratamento, mas que seja inócuo fisiologicamente, (um comprimido de farinha, ou mesmo uma cirurgia "fantasma" ou sham) para se comparar os reais efeitos da intervenção na melhora dos pacientes. Minimiza-se, assim, os impactos psicológicos positivos que todo novo tratamento pode causar em um indivíduo. Os ensaios clínicos ideais devem estar também no formato chamado "duplo-cego", em que, além dos pacientes, a equipe de assistência e os avaliadores dos desfechos estão "cegados", ou seja, não sabem quais os grupos receberam a intervenção ou o placebo. Esses cuidados são necessários para que os resultados do ensaio reflitam a eficácia do tratamento, tentando eliminar os vieses a que todos os estudos estão sujeitos. Conhecer as potenciais fontes de conclusões enviesadas formam a base da análise crítica dos estudos, assunto que abordaremos mais adiante.

ESTUDOS DE ACURÁCIA DE TESTES DIAGNÓSTICOS

Nem sempre o objetivo da solicitação de um teste laboratorial é realizar diagnóstico. Os exames podem ser solicitados como triagem de assintomáticos, na avaliação de desequilíbrios fisiológicos e metabólicos ou como monitoramento de pacientes já diagnosticados. Quando, diante de sintomas inespecíficos, o clínico solicitar um teste visando realizar diagnóstico diferencial, a capacidade do referido teste em confirmar ou não uma determinada suspeita pode ser determinada pelos chamados estudos de acurácia de testes diagnósticos. Como a Medicina Baseada em Evidências está ganhando cada vez mais espaço na formação dos médicos e na prática clínica, a escolha e a interpretação de testes diagnósticos devem estar alicerçadas em evidências obtidas em estudos epidemiológicos de qualidade. Não há como o profissional de laboratório, portanto, desconhecer essa realidade. Ao contrário, devemos estudar o assunto com profundidade para sermos capazes de buscar e avaliar criticamente as evidências existentes, estando, assim, alinhados à medicina praticada atualmente.

O delineamento clássico de um estudo de acurácia de teste diagnóstico é o abordado no Capítulo 2. Indivíduos classificados como com e sem a doença submetem-se ao teste que se está avaliando. Comparam-se as taxas de acertos (resultados verdadeiros positivos e negativos) e erros (falsos positivos e negativos), em busca de atributos como sensibilidade e especificidade, por exemplo. Para a classificação dos "doentes" e "sadios" procura-se utilizar a melhor ferramenta diagnóstica disponível para a doença em questão, o chamado "padrão ouro", responsável pela definição prévia de quem realmente tem ou não a condição estudada. Embora muito utilizado, esse tipo de estudo não é adequado para avaliar o impacto prático da introdução de um novo teste em uma rotina diagnóstica já estabelecida, pois, para tanto, seria preciso medir a consequência da decisão de testar ou não nos desfechos possíveis da doença (cura ou morte, por exemplo). Outros delineamentos são necessários e trataremos deles em tópicos posteriores.

Neste momento abordaremos apenas os estudos de acurácia tradicionais, que, como já descrito, comparam o desempenho do teste em análise com um padrão ouro, procurando expressar numericamente a sua capacidade de definir com exatidão um diagnóstico. As duas principais propriedades diagnósticas de um teste são a **Sensibilidade** (capacidade que um teste tem de detectar os "doentes") e a **Especificidade** (capacidade que um teste tem de descartar aqueles que não tem a doença, os "sadios"). Vamos retomar esses conceitos, vistos no Capítulo 2, a partir de um exemplo prático.

Em um estudo americano, publicado no início dos anos 2000, pretendeu-se avaliar o desempenho de um teste que quantificava o peptídeo natriurético tipo B (BNP) no diagnóstico da disfunção ventricular esquerda. [42]

Foi utilizado como comparador a ecografia, o exame mais utilizado para o diagnóstico dessa disfunção cardíaca. Quatrocentos pacientes que tinham indicação de ecocardiograma foram submetidos aos dois testes. Os resultados dos exames de imagem foram interpretados por experientes cardiologistas que desconheciam os resultados dos testes de BNP. Baseado na interpretação do ecocardiograma, os pacientes foram classificados em quatro grupos: normais, com disfunção sistólica, com disfunção diastólica e com ambas as disfunções. O ponto de corte para a definição de um BNP "alterado" foi de 45 pg/mL. Dos 147 pacientes que não tinham alterações ecocardiográficas sugestivas de disfunção ventricular, 121 tiveram o exame de BNP negativo (abaixo de 45 pg/mL). Entre os 253 que tiveram alguma disfunção ventricular detectada no ecocardiograma, 230 tiveram exames de BNP "positivos". Assim, podemos montar a tabela 2 × 2 para o cálculo da acurácia diagnóstica do teste:

	Doentes	Sadios
Teste positivo	230	26
Teste negativo	23	121

A SENSIBILIDADE é a capacidade que o teste em análise (BNP) tem de detectar os "doentes" (que foram identificados pelo teste comparador), ou seja, 230/253 = 0,91 ou 91%. A ESPECIFICIDADE é a capacidade de detecção dos "sadios", que tiveram o resultado do teste comparador normal ou negativo, ou seja, 121/147 = 0,82 ou 82%. Observem que a tabela pode ser representada de outra forma:

	Doentes	Sadios
Teste positivo	230 (VP)	26 (FP)
Teste negativo	23 (FN)	121 (VN)

Assim, VP são os verdadeiros positivos, FP os falsos positivos, FN os falsos negativos e VN os verdadeiros negativos. Se quisermos utilizar fórmulas podemos, então, afirmar que a sensibilidade pode ser obtida por: $S = VP/VP+FN$ e a especificidade, $E = VN/VN+FP$, com os valores obtidos expressos em percentagens. Estas duas medidas de acurácia diagnóstica são probabilísticas, ou seja, a sensibilidade demonstra a probabilidade de uma pessoa com uma determinada condição ter um teste positivo, e a especificidade a probabilidade de alguém que não tenha tal condição ter um teste negativo. Embora úteis, estas medidas não são suficientes, pois tratam da eficácia do teste quando comparado com outro (supostamente melhor). Em outras palavras, sensibilidade e especificidade são medidas de acurácia do teste em si e, na prática, não indicam informações sobre a aplicação do exame em avaliação. Quando está na frente do paciente, com o resultado do teste na mão, a pergunta que o clínico deseja responder é: Qual a probabilidade do meu paciente ter a doença, dado que o teste foi positivo? Ou, ao contrário: Qual a probabilidade do meu paciente não ter a doença, dado que o teste deu negativo? O foco, agora, não é mais o desempenho do teste em relação a um comparador, mas sim o teste como discriminador diagnóstico. Para esse fim, precisamos de novas medidas, os chamados valores preditivos.

VALORES PREDITIVOS POSITIVO E NEGATIVO

Voltemos à tabela 2 × 2 que foi extraída do estudo que comparou o BNP com a ecografia no diagnóstico da disfunção ventricular:

	Doentes	Sadios
Teste positivo	230 (VP)	26 (FP)
Teste negativo	23 (FN)	121 (VN)

A pergunta clínica: "Qual a probabilidade de um paciente que tenha este teste positivo ter mesmo a doença?" não pode ser respondida utilizando sensibilidade e especificidade. É necessário calcular a proporção dos verdadeiros positivos entre os que tiveram o teste positivo: 230/256 = 90%. Este é o chamado Valor Preditivo Positivo do BNP no estudo, ou seja, diante de um paciente com sintomas (pois foram indivíduos sintomáticos que entraram no estudo) e um BNP positivo há uma chance de 90% de que ele tenha disfunção ventricular. O raciocínio contrário vale para o Valor Preditivo Negativo: precisamos calcular a proporção de verdadeiros negativos entre os que foram descartados com o BNP abaixo do ponto de corte (teste negativo): 84% (121/144), também uma alta probabilidade. Como sabemos que nenhum teste é perfeito (100%) estamos diante, então, de um ótimo exame para diagnosticar a disfunção ventricular?

Qualquer número faz mais sentido quando comparado com outro. Neste caso temos de comparar a probabilidade de 90% (VPP) de quem teve um resultado positivo, com a probabilidade inicial do paciente, ou seja, qual a proporção de casos havia entre incluídos no estudo. Dos 400 indivíduos estudados, 230 tinham a disfunção (57,5%), pois o teste BNP foi utilizado em um cenário clínico em que havia sintomas sugestivos de insuficiência cardíaca. Este percentual de 57,5% é muito relevante, pois ele acrescenta outra variável em nossa linha de raciocínio: a probabilidade pré-teste.

O raciocínio bayesiano, idealizado por Thomas Bayes, está no centro do diagnóstico médico baseado em evidências. Ele preconiza que, durante uma investigação, as probabilidades tendem a aumentar ou diminuir à medida que novas informações são acrescentadas. No nosso caso específico, já havia uma boa chance (57,5%) de que os pacientes estudados tivessem a condição clínica que ia ser pesquisada. Um teste positivo praticamente confirma a hipótese, pois altera a probabilidade pré-teste de 57,5% para 90% (VPP). Percebam que o impacto é maior em caso de um teste negativo, pois o indivíduo que tinha quase 60% de chance de ter a disfunção, caso teste negativo (abaixo do ponto de corte) para BNP passa a ter 84% de chance de não ter disfunção alguma. Um exame é útil quando consegue mudar a probabilidade pré-teste significativamente. Todo raciocínio diagnóstico que não seguir a lógica bayesiana tem grande chance de fracasso e, sim, estas informações precisam ser conhecidas pelos profissionais de laboratório e não somente pelo médico, para que o processo da busca da causa, possa ser construído com mais eficácia. Saber o que o médico pode retirar de informação de cada resultado vai fazer a diferença no pós-pós-analítico, a chamada "hora da verdade".

Podemos, portanto, afirmar que o BNP é um ótimo exame e que deve ser usado com tranquilidade, pois analisamos um bom estudo americano e de lá tiramos conclusões relevantes sobre a sua acurácia clínica? A resposta é SIM, CASO O TESTE SEJA APLICADO EM UM CENÁRIO CLÍNICO, SIMILAR AO DO ESTUDO. O teste pode ser utilizado em outros cenários? Poderia ser utilizado em triagem de pacientes assintomáticos na tentativa de predizer eventos futuros preveníveis? Para responder a esta pergunta precisamos mudar o nosso contexto e, por consequência, a probabilidade pré-teste. Suponhamos que desejássemos avaliar o desempenho diagnóstico do BNP em uma população assintomática de adultos. Teríamos de partir de uma probabilidade pré-teste, que neste caso, seria a prevalência dessa disfunção em adultos assintomáticos. Vamos utilizar, como ilustração, um estudo realizado em Portugal que estimou que a prevalência em adultos é de 1,4% aproximadamente. [43]

Suponhamos, então, que 1.000 adultos portugueses fossem submetidos a esse teste, na tentativa de identificar os que tinham disfunção ventricular, mesmo sem sintomas no momento. Baseado na prevalência (probabilidade pré-teste) sabemos que dentre esses 1.000 indivíduos deve haver 14 com disfunção e assumimos que o BNP tem uma sensibilidade de 91%. O teste, portanto, pode identificar com acerto, 13 pacientes (91% de 14 é 12,7); 986 pessoas não têm a disfunção e nosso teste tem 82% de especificidade, logo ele identifica corretamente 809 como verdadeiros negativos. Podemos, então, montar nossa tabela 2 × 2:

	Doentes	Sadios
Teste positivo	13 (VP)	177 (FP)
Teste negativo	1 (FN)	809 (VN)

Baseado na tabela, podemos, então, calcular o VPP que será de 13/190 = 6,8%. Um indivíduo assintomático com um teste de BNP positivo (acima do ponto de corte) tem apenas 6,8% de probabilidade de ter disfunção ventricular. A chance é baixa, mas se levarmos em conta que a chance pré-teste era de 1,4% (prevalência da disfunção na população geral), o exame alterado aumentou em quase cinco vezes a probabilidade inicial. Mesmo assim, devemos avaliar se um teste assim deveria ser utilizado em situações de *screening*. Os atributos de um bom programa de triagem serão discutidos mais adiante. Importante notar que o VPP era de 90% no estudo em sintomáticos e agora, neste exemplo hipotético em assintomáticos, é de 6,8%. Demonstramos aqui uma das limitações dos valores preditivos, qual seja, a sua dependência da probabilidade pré-teste, nesse caso expresso na prevalência da disfunção ventricular na população testada. Graças a essa restrição, a utilização dessas medidas de maneira isolada pode ser enganosa.

Vamos ao VPN do BNP aplicado à população assintomática que seria, com base na nossa simulação, igual a 809/810 ou 99,8%. Podemos inferir, portanto, que o teste negativo (abaixo do ponto de corte) praticamente descarta a possibilidade de que o indivíduo tenha disfunção ventricular. É claro que temos de considerar, nesse caso, que a probabilidade pré-teste de não ter a disfunção já era muito alta. Observe que, tanto na situação clínica, avaliando pacientes com sintomas, quanto na de testagem de assintomáticos, o melhor desempenho do BNP foi a capacidade de descartar a doença, ou VPN. Lembrem-se de que o teste é mais sensível (91%) do que específico (84%) e é justamente esta a maior aplicação de exames com alta sensibilidade: a de DESCARTAR a doença em questão. Ou seja, o "melhor" ou "mais confiável" resultado de um teste muito sensível é o NEGATIVO.

Como o exemplo que temos utilizado é de um teste que quantifica o BNP, ou seja, os valores são contínuos e não simplesmente positivos e negativos, podemos pensar que as dificuldades com relação aos falsos positivos, por exemplo, seriam solucionadas com a análise dos valores do paciente. Com certeza alguns dos verdadeiros positivos em testes quantitativos têm valores numéricos maiores do que os falsos positivos. É possível, portanto, deslocar os pontos de corte na linha contínua dos resultados quantitativos em busca de menos falsos resultados? Sim, com certeza. Mas o que veremos a seguir é que uma mudança de cut-off tem também os seus problemas, já que sensibilidade e especificidade são antagônicas e o ganho de um lado acaba significando perda de outro.

OS PONTOS DE CORTE E OS EFEITOS NA ACURÁCIA DO TESTE

Na Figura 14 podemos entender melhor a relação que existe entre o ponto de corte (limite de referência) escolhido e seu impacto na interpretação dos resultados na prática. Imaginem que as curvas representem a distribuição de um determinado analito em populações com e sem uma determinada doença. No exemplo, quanto maior a quantidade do determinado parâmetro quantificado, maior a chance de o indivíduo estar doente. Como não há teste que faça essa separação com perfeição, vai existir, em todos os exames quantitativos, uma zona cinzenta em que os resultados não conseguem discriminar exatamente a diferença entre os indivíduos. Diferentes pontos de corte podem ser estabelecidos, mudando assim as propriedades diagnósticas do teste. A opção mais lógica é colocar o ponto que discrimina entre resultado "normal" e "alterado" exatamente no meio dessa intersecção entre as duas populações (na Figura 14, o ponto B). Nesta situação teríamos a máxima acurácia, com menor percentual de falsos resultados e um equilíbrio entre falsos positivos e negativos. Mas, como vimos anteriormente, em certas situações clínicas é mais útil um teste mais sensível. No caso de uma triagem de doenças infecciosas em doadores de sangue, por exemplo, seria melhor utilizar um teste com alta sensibilidade que detectasse com segurança todos os doentes, mesmo que à custa de um número maior de falsos positivos. Obviamente o teste tem de ser encarado como triagem e todas as partes envolvidas (pacientes, médicos e laboratório) devem estar cientes que em muitos casos, talvez até na maioria, investigações adicionais devem ser feitas para confirmar resultados que podem ser falsos positivos. Na Figura 14, este ponto seria o ponto A. Se definirmos um cut-off mais baixo, garantimos 100% de sensibilidade, identificamos todos os doentes, mas temos um percentual importante de pessoas sadias erroneamente identificadas com um teste "positivo". Como não haverá falsos negativos, o resultado mais confiável desse exame com o ponto de corte A será o "negativo". É, portanto, um teste bom para descartar, que exigirá investigações adicionais para confirmar.

Há situações em que a especificidade deve ser privilegiada. Para o diagnóstico de doenças graves, em que os falsos positivos devam ser evitados ou minimizados devido a possíveis danos que o tratamento agressivo possa causar, ou nos algoritmos diagnósticos quando se desejam testes confirmatórios. Neste caso, ainda usando o exemplo da Figura 14, o ponto de corte C seria o que garante a maior especificidade possível. Como vemos, não há falsos positivos e sim falsos negativos, portanto, quando um teste é muito específico seu resultado mais confiável é o "positivo". Importante lembrar que por serem propriedades antagônicas todo ganho de sensibilidade ocorrerá à custa da perda de especificidade e vice-versa.

SELECIONANDO OS PONTOS DE CORTE: A CURVA ROC

A análise da acurácia diagnóstica tradicional na tabela 2 × 2 supõe uma realidade dicotômica em que o teste seja positivo ou negativo. A maioria dos exames atualmente disponíveis, entretanto, tem resultados quantitativos e um intervalo de referência ou ponto corte. A interpretação do resultado, então, passa a ter outro enfoque. Como o resultado é numérico e temos uma definição de ponto de intersecção entre os "positivos" e "negativos" (o cut-off ou limite de referência), o médico analisa um resultado e a interpretação é baseada em um contínuo, ou seja, além de avaliar se o exame deu "normal" ou "alterado" ele pode aferir, pelo número, a sua magnitude. A interpretação de um resultado de exame positivo com um número muito maior do que o ponto de corte certamente é diferente da que temos no caso de um resultado próximo ao

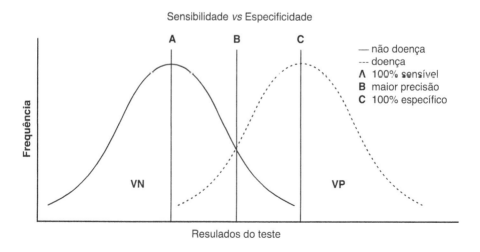

Figura 14 Os diferentes pontos de corte e seu efeito na acurácia diagnóstica de um teste.

limiar de referência. Isso não invalida a necessidade de definir um ponto de corte, com todas as dificuldades que já discutimos na primeira parte do livro. O profissional de laboratório tem de arbitrar no seu laudo um limiar de normalidade adequado à sua metodologia e população e o médico espera por isso para fazer seu juízo clínico. Todas as partes, porém, devem saber que o determinado ponto de separação entre "normal" e "anormal" tem muitas limitações, que vão além das já discutidas, em relação à sua acurácia (traduzidas na sensibilidade e especificidade) e, não raro, observamos exames passarem por reavaliações de seus intervalos de referência com o tempo.

Para a escolha do melhor ponto de corte para um determinado teste quantitativo, a ferramenta disponível é a curva ROC (*Receiver Operator Curve*), já abordada anteriormente. Traçada plotando-se a sensibilidade e a taxa de falsos positivos (1-especificidade) de cada possível ponto de corte no contínuo quantitativo do teste, a curva ROC permite a seleção dos melhores limiares de referência, privilegiando sensibilidade ou especificidade, além de permitir uma avaliação visual da acurácia diagnóstica total, representada pela AUC (*Area Under the Curve*), ou área abaixo da curva, que é diretamente proporcional à acurácia diagnóstica.

Como pode ser visto na Figura 15, a curva ROC de um teste ideal teria de ser traçada em paralelo ao eixo Y, gerando um ponto de corte "perfeito" e, na prática, inexistente, com abscissa 0 e ordenada 100, ou seja, 0% de falsos positivos e 100% de

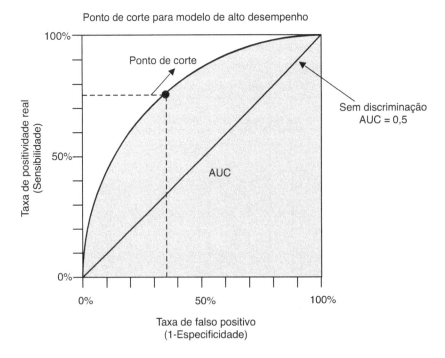

Figura 15 A Curva ROC e as suas propriedades.

sensibilidade. O que vemos, na prática, são curvas como a do exemplo, com o cut-off podendo mover-se em busca de maior ou menor sensibilidade, ou especificidade. A diagonal que corta o espaço do gráfico define o teste "inútil", com área abaixo da curva (AUC) de 0,5, incapaz de definir o positivo ou o negativo melhor do que o acaso. Quanto mais afastada dessa diagonal em direção ao ponto de 100%, melhor é o teste e maior a sua área abaixo da curva (AUC).

Voltemos ao nosso exemplo do teste de BNP na avaliação da disfunção ventricular e verifiquemos na prática como avaliar uma curva ROC.

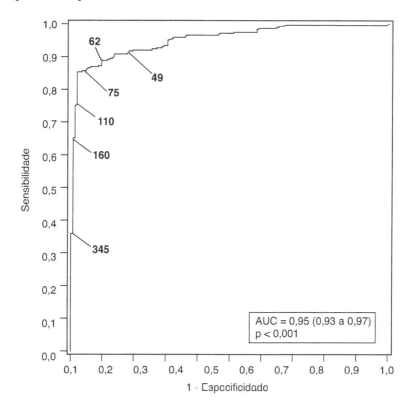

Peptídeo natriurético cerebral (BNP) (pg/mL)	Sensibilidade (%)	Especificidade (%)	VPP(%)	VPN(%)	Exatidão (%)
345	36 (30 a 420)	99 (99 a 100)	99 (99 a 100)	47 (42 a 53)	69
160	65 (59 a 71)	99 (97 a 100)	99 (97 a 100)	62 (56 a 68)	76
110	75 (69 a 80)	98 (95 a 100)	98 (95 a 100)	70 (63 a 76)	86
75	85 (80 a 89)	98 (95 a 99)	98 (95 a 99)	79 (73 a 85)	90
62	89 (84 a 92)	94 (90 a 97)	94 (90 a 97)	83 (76 a 88)	90
49	91 (87 a 94)	90 (85 a 93)	90 (85 a 93)	85 (77 a 88)	88

Figura 16 Curva ROC do BNP para o diagnóstico da disfunção ventricular direita ou esquerda. [42]

Os pesquisadores analisaram a capacidade do BNP plasmático em diagnosticar disfunção ventricular esquerda (sistólica ou diastólica), comparando com a ecografia. Com a curva ROC podemos verificar vários possíveis pontos de corte, calculando em cada um, a sua sensibilidade, especificidade e acurácia total. É possível observar o balanço entre sensibilidade e especificidade e a área abaixo da curva (AUC) de 0,95, que demonstra ser este um teste com boa acurácia. Os melhores pontos de corte normalmente situam-se no ponto de inflexão da curva, nesse exemplo 75 pg/mL e 62 pg/mL (ver Figura 16). Seriam os pontos mais próximos do ideal, o par ordenado (0,1). Esse ponto "ideal" pode ser estimado matematicamente com o chamado Índice de Youden, que calcula a partir da curva ROC o ponto de corte que maximize a combinação de sensibilidade e especificidade, dando às duas características igual peso. Como já discutimos anteriormente, nem sempre essa é a melhor decisão e podemos ter situações clínicas em que se opte por maximizar a sensibilidade em detrimento da especificidade ou vice-versa.

Outra utilidade prática da curva ROC é a de avaliar o desempenho de dois (ou mais) testes que tenham o mesmo objetivo, plotando-os simultaneamente e comparando as suas AUCs e seus pontos de corte mais eficazes, como na Figura 17, em que podemos constatar que o teste A é melhor que o B simplesmente olhando as duas curvas.

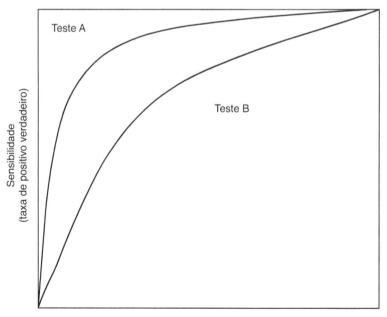

Figura 17 Comparação entre testes utilizando a curva ROC e a AUC

A NECESSIDADE DE UMA NOVA MEDIDA DE ACURÁCIA: O *LIKELIHOOD RATIO*

Embora a sensibilidade, a especificidade e os valores preditivos sejam medidas de acurácia diagnóstica muito conhecidas e utilizadas, elas têm algumas limitações práticas importantes do ponto de vista da utilização clínica. A sensibilidade e a especificidade são propriedades dos testes diagnósticos e a transposição dessas informações diretamente para a prática do médico, na interpretação de resultados de exames, pode não ser fácil e mesmo enganosa. Talvez o mais célebre exemplo dessa dificuldade seja a pergunta feita pelo psicólogo Gerd Gigerenzer a 160 ginecologistas em uma oficina sobre ferramentas estatísticas, no início dos anos 2000:

"– Considerando que a prevalência de câncer de mama é de 1% e que a mamografia tem sensibilidade de 90% e taxa de falsos positivos de 9%, responda: uma mulher de 50 anos, assintomática, participa de mamografia de rotina. Ela testou positivo, está alarmada e quer saber de você se ela tem câncer de mama com certeza ou quais são as chances. Além dos resultados da triagem, você não sabe mais nada sobre essa mulher. Quantas mulheres com teste positivo realmente têm câncer de mama? Qual é a melhor resposta:

a) 9 em 10
b) 8 em 10
c) 1 em 10
d) 1 em 100 ? "

Quase a metade dos participantes escolheram a primeira alternativa, provavelmente aplicando diretamente a sensibilidade no raciocínio. A resposta correta, como já vimos, é a da letra C, 1 em 10, que nada mais é do que (aproximadamente), o valor preditivo positivo (9,2%), ou 0,9 em 10, o número que demonstra qual o percentual de pessoas que realmente terão a doença em caso de terem um determinado teste positivo.

Usar a sensibilidade para responder perguntas clínicas, portanto, poderá levar o médico a erro. Basta usar, então, os valores preditivos? A resposta ainda seria não. Os VPs são dependentes da prevalência, ou da probabilidade pré-teste, o que pode, novamente, atrapalhar o raciocínio diagnóstico. Vamos imaginar a mamografia do exemplo acima, utilizada em outro cenário: o de uma clínica especializada em mastologia. Neste caso, a prevalência do câncer de mama será maior, já que se trata de um serviço secundário, com mulheres que chegam referenciadas por médicos generalistas. Imaginemos que a probabilidade de uma paciente que seja encaminhada a esse serviço ter câncer de mama, seja de 15% (um número aleatório, que servirá apenas para o exercício matemático). Aplicando o mesmo exame, com as mesmas taxas de sensibilidade e de especificidade, teremos agora um valor preditivo positivo de 64,5%, ou 6 em 10, um número bem maior do que o do exemplo inicial, em que testamos mulheres assintomáticas (*screening*). Como podemos ver, os valores preditivos são influenciados pela prevalência ou probabilidade pré-teste e seu uso tem de levar em conta essa "limitação".

A abordagem mais adequada para o raciocínio diagnóstico, como já vimos, é a bayesiana, derivada dos estudos do reverendo Thomas Bayes, publicados há mais de 250 anos. Para utilizar esta abordagem estatística, há a necessidade de assumirmos que a medicina é a ciência da incerteza, o que para muitos profissionais, e também para os pacientes, é algo bastante desconfortável. Imaginem o ginecologista explicando para uma mulher assustada com um resultado de mamografia "alterado" que a chance de ela realmente ter um câncer é de apenas 10%, como era a situação da pergunta proposta por Gigerenzer. Embora seja uma situação um tanto frustrante, a explicação tem de ser dada, simplesmente por ser verdadeira. O primeiro obstáculo a ser superado, portanto, é a educação. Tanto médicos e profissionais que realizam exames diagnósticos quanto os pacientes têm de estar cientes que o poder dos testes é limitado, mesmo quando realizados em equipamentos modernos e em serviços de referência.

O processo básico da abordagem bayesiana é o de revisar a probabilidade que se atribui a que um determinado evento seja verdadeiro baseado em novas evidências obtidas.[44] Para tanto é preciso sempre considerar, voltando ao raciocínio diagnóstico, que há uma probabilidade inicial de que um determinado indivíduo tenha ou não uma determinada doença, ou condição. Essa probabilidade pré-teste (que pode ser a prevalência) é o início da abordagem diagnóstica. O resultado do exame passa a ser uma nova evidência, que pode alterar a probabilidade para cima ou para baixo. A quantificação dessa mudança na probabilidade pré-teste é obtida pelo *Likelihood Ratio*, ou Razão de Verossimilhança (RV), a melhor medida de acurácia diagnóstica, visto que está alinhada ao raciocínio clínico bayesiano.

Por definição, a Razão de Verossimilhança é a probabilidade do resultado positivo nos doentes (sensibilidade) comparada com a probabilidade do mesmo resultado em indivíduos saudáveis (falsos positivos ou 1-especificidade). Como este raciocínio deve valer em resultados positivos ou negativos, existe a RV positiva (definida acima) e a RV negativa, que, por consequência, é a comparação entre a probabilidade do teste negativo ocorrer nos doentes (falsos negativos ou 1-sensibilidade) com a probabilidade do teste negativo ocorrer nos saudáveis (especificidade). As fórmulas seriam, então:

RV positiva = S/1-E
RV negativa = 1-S/E

Mais fácil do que decorar fórmulas é entender como o processo funciona na prática: vamos imaginar que um médico examine um paciente com suspeita de anemia, confirma que a hemoglobina está baixa com um hemograma e quer avaliar a etiologia. Solicita um teste de ferritina sérica e o resultado é de 20 µg/L.

Utilizando dados de uma recomendação da American Society for Clinical Laboratory Science, consideramos que a ferritina sérica abaixo de 30 µg/L na identificação de anemia ferropriva tem sensibilidade de 92% e especificidade de 98% (*https://www.choosingwisely.org/clinician-lists/ascls-avoid-using-hemoglobin-to-evaluate-patients-for-iron-deficiency-in-susceptible-populations-instead-use-ferritin/*). Como o exame da paciente é "positivo" para anemia ferropriva, vamos calcular o RV + , que é a probabilidade de o paciente ter o resultado positivo estando com anemia (sensibilidade) dividido pelos falsos positivos (1-especificidade), ou seja, RV+ = 0,92/0,02 = 46. O que este resultado quer dizer é que a chance de um paciente com anemia ferropriva ter ferritina abaixo de 30 µg/L é 46 vezes maior do que a de um paciente sem deficiência de ferro. A grande vantagem do RV, porém, reside no fato de esse número poder ser multiplicado à chance (*odds*) inicial ou pré-teste, alterando-a, justamente como preconiza o raciocínio bayesiano. Se considerássemos que a probabilidade era de 50% do paciente ter anemia ferropriva antes do teste (ou seja, uma chance de 1/1) ele passa agora a ter uma chance de 46/1 (*odds* pré-teste × RV = *odds* pós-teste). A única "dificuldade" é que o RV trabalha com chances e o nosso raciocínio é tradicionalmente baseado em probabilidade (normalmente em percentual). Há uma diferença sutil, embora elas exprimam as mesmas coisas. A probabilidade mede a ocorrência de um determinado evento dividido pelo total de vezes em que ele poderia ocorrer. Se eu lançar uma moeda duas vezes, a probabilidade de dar cara é 1 em 2 ou 50%. A chance é a razão entre as possibilidades de que cada evento ocorra e a que ele não ocorra. No nosso exemplo, se eu jogar a moeda duas vezes, a probabilidade de ocorrer cara em cada jogada é 1, assim como a de dar coroa. Portanto, a chance seria 1/1. Podemos converter uma medida na outra usando a fórmula: Probabilidade = chance / chance + 1.

Voltando ao nosso exemplo clínico da anemia, a chance (*odds*) pré-teste seria de 1/1 ou em probabilidade: ½ , ou 0,5 (50%). A *odds* pós-teste medida pela RV é de 46/1, e a probabilidade 46/47, ou 0,98 (98%). Essa conversão entre as duas medidas pode ser feita utilizando o nomograma de Fagan (Figura 18).

No nomograma, a primeira linha da esquerda mostra a probabilidade pré-teste, a linha do meio o *Likelihood Ratio* ou Razão de Verossimilhança e a última linha a nova probabilidade (pós-teste). Na Figura 18, vemos uma linha que foi traçada baseada no nosso exemplo da ferritina no diagnóstico da anemia ferropriva. Outra linha foi traçada, partindo dos 50% (probabilidade pré-teste), passando pelo RV ou LR (no caso positivo 46) e chegando à nova probabilidade (pós-teste) de 98%, praticamente confirmando o diagnóstico. Essa ferramenta mostra claramente o raciocínio bayesiano, em que uma primeira probabilidade é alterada para cima ou para baixo conforme o

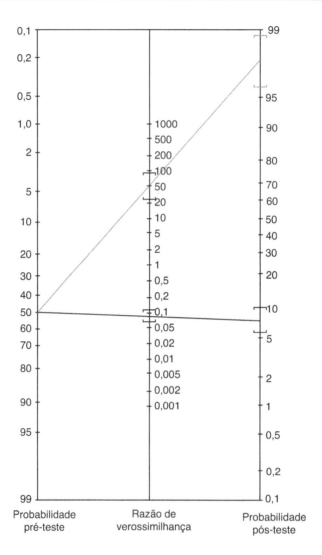

Figura 18 Nomograma de Fagan relacionando a probabilidade pré-teste, os RVs positivo e negativo com a probabilidade pós-teste.

resultado (e a força) de uma nova evidência (o exame realizado). O RV ou LR mostra a capacidade de alterar a probabilidade inicial, e é uma medida indireta da acurácia, já que se baseia na sensibilidade e especificidade do teste. No nosso exemplo, no caso de um teste positivo (ferritina abaixo de 30 μg/L) um LR de 46 e no caso negativo, LR 0,08 (falsos negativos/verdadeiros negativos). Portanto, partindo de uma probabilidade pré-teste de 50% o resultado da ferritina pode alterar a probabilidade pós-teste para 98%, em caso positivo ou para 7,4% no caso negativo (ferritina alta). Trata-se, portanto, de um exame extremamente útil na prática clínica.

A Razão de Verossimilhança é um número que vai mudar a chance pré-teste mediante uma multiplicação, como vimos na definição. Portanto, se a RV for igual a 1 o teste é inócuo, pois a chance pré-teste não muda com o resultado do exame. Quanto maior a RV, maior o impacto do resultado do exame no diagnóstico, ou, em outras palavras, maior a acurácia do exame. RVs positivas de 2 a 5 mudam pouco a probabilidade pré-teste, de 5 a 10 têm efeito moderado e acima de 10 têm grande capacidade de mudar a chance inicial, [45]conforme Quadro 2.

Outra vantagem da Razão de Verossimilhança sobre as demais medidas de acurácia é que ela pode ser associada a vários pontos de corte distintos, o que permite a utilização mais racional dos testes quantitativos, eliminando a dicotomia positivo e negativo, que não é a realidade da maioria dos exames. Como sabemos, a interpretação de um resultado muda conforme seu valor do seja maior ou menor, afastando-se do ponto de corte ou mesmo criando novos limites de referência. Vejamos, como exemplo, um estudo que analisou os níveis séricos de PSA (antígeno prostático específico) de 2.620 homens acima de 40 anos, comparando com os resultados de biópsia, obtendo as RVs para diversos pontos de corte, como vemos no Quadro 3.[46]

Quadro 2 Capacidade da RV em alterar a probabilidade pré-teste

Razão de verossimilhança positiva	Magnitude da mudança	Razão de verossimilhança negativa	Magnitude da mudança
1	Sem diferença	1	Sem diferença
2	Pequena	0,5	Pequena
5	Moderada	0,2	Moderada
10	Grande	0,1	Grande

Quadro 3 Mudança da RV do PSA em diferentes pontos de corte

Taxa de PSA (ng/mL)	Número de sujeitos	SSLR (IC95%)
< 2	378	0,25 (0,19 a 0,34)
≥ 2 a 4	313	0,69 (0,55 a 0,87)
> 4 a 10	1.302	0,96 (0,88 a 1,04)
> 10 a 20	421	1,48 (1,24 a 1,76)
> 20	206	6,34 (4,62 a 8,70)

IC: intervalo de confiança; PSA: antígeno prostático específico; SSLR: razão de verossimilhança estrato-específica (*Stratum-Specific Likelihood Ratio*).

A análise dos resultados do estudo, expressos no Quadro 3, nos levam à conclusão de que o exame de PSA sérico só tem utilidade diagnóstica importante quando estiver acima de 20 ng/mL, pois sua RV + será de 6,34, sendo capaz de alterar a chance pré-teste, ainda que de maneira moderada apenas. Da mesma forma, apenas resultados abaixo de 2 ng/mL, com RV – de 0,25, têm alguma capacidade de mudar a probabilidade pré-teste. A maioria dos homens, neste estudo, tiveram resultados entre 2 ng/mL e 20 ng/mL, com baixa acurácia para diagnosticar câncer de próstata, o que revela quanta cautela temos de ter com resultados "alterados" deste exame.

Outra aplicação prática da RV é o chamado *Odds Ratio* Diagnóstico (ORD), que tenta representar em um único número a acurácia do teste. Para obtê-lo basta dividir a RV + pela RV –. Como o *Odds Ratio* (Razão de Chances) é uma medida frequente em epidemiologia clínica, medindo a força de uma associação entre exposição e desfecho, os médicos estão bem familiarizados com ela. Quanto mais próximo de 1 for o ORD pior é a capacidade do teste em mudar a suspeita que havia antes de realizar o exame. Por outro lado, valores de ORD acima de 10 representam testes com grande valor prático. A capacidade de resumir a acurácia em um número só, torna esta medida útil na comparação de exames utilizados com o mesmo objetivo. Apenas para ilustrar, o ORD da ferritina no diagnóstico da anemia seria de 575 e o do PSA no diagnóstico do Câncer de Próstata (considerando os limites abaixo de 2 ng/mL como negativos e acima de 20 ng/ml como positivos) seria de 25,4. Ambos os cálculos feitos com os dados citados nos exemplos anteriores.

Por que um profissional de laboratório deveria saber sobre Razão de Verossimilhança? Esta pergunta escuto vez ou outra. A resposta é simples: todo bom profissional deve conhecer a fundo o seu "produto" e a RV é simplesmente a medida mais completa e mais utilizada hoje em dia para avaliar o desempenho clínico de um teste diagnóstico, quando chega o momento que chamamos de "a hora da verdade" para um exame laboratorial: quando o médico está com o laudo na mão, interpretando o resultado, na frente do paciente.

O responsável pelo laboratório deve conhecer o conceito e a aplicação da RV para discutir casos clínicos com os médicos ou com seus pares, para avaliar a necessidade de sugerir testes adicionais, para verificar se cabe informar no laudo o valor da RV positiva e negativa de algum exame e também para, baseado em evidências, desencorajar o uso de alguns testes que não têm boa acurácia diagnóstica e, portanto, são de pouca utilidade. Parafraseando o professor Mario Plebani, citado no início deste livro, começamos como bioquímicos, mas temos de nos tornar especialistas em medicina laboratorial.

COMBINANDO MÚLTIPLOS TESTES E O EFEITO NA ACURÁCIA

A solicitação de mais de um exame com o mesmo objetivo diagnóstico é comum no dia a dia. O efeito pode ser tanto aumento de sensibilidade quanto de especificidade, dependendo da estratégia utilizada. Predizer a dimensão deste aumento pode ser difícil, pois teríamos de identificar quais casos cada um é capaz de detectar separadamente e em quais ocorre superposição, ou seja, qual caso seria detectado utilizando-se qualquer um dos exames. [47] Na prática, a interpretação de testes múltiplos torna-se mais complexa e depende da maneira como eles são solicitados:

1. **Testes em paralelo:** por questões de rapidez (em uma emergência) ou por comodidade para o paciente, exames com o mesmo objetivo podem ser solicitados em paralelo, no mesmo momento. A sensibilidade aumenta, porém, mais falsos positivos podem ser detectados. A estratégia pode ser útil na clínica ambulatorial, caso os testes disponíveis isoladamente não tenham boa sensibilidade, como o PSA e o toque retal analisados em conjunto para o diagnóstico do câncer de próstata. A possibilidade de os resultados dos exames não coincidirem existe e a interpretação é mais complexa quanto mais resultados discordantes ocorrerem. Nas emergências, cenário onde a sensibilidade deve ser privilegiada em virtude do risco envolvido, normalmente considera-se positiva a investigação com testes em paralelo se pelo menos um deles for positivo e negativa somente se ambos forem negativos. Neste caso, assumindo a independência entre os dois testes (um teste manteria a sua sensibilidade naqueles pacientes eventualmente testados negativos pelo outro teste), o que é difícil estabelecer, a nova sensibilidade seria maior do que a dos testes individualmente.

2. **Testes em série:** a abordagem baseada em algoritmos, na qual um novo teste é solicitado caso o primeiro esteja alterado, é uma forma lógica e racional de utilizar exames, na ausência de urgência médica, buscando privilegiar a especificidade. Comum em diagnósticos sorológicos de doenças infecciosas (como no algoritmo diagnóstico do HIV, por exemplo), um teste inicia a série e somente em caso positivo outro teste é adicionado. Por norma, considera-se positivo o paciente que tenha todos os exames do algoritmo reagentes, no caso das sorologias de doenças infecciosas. A especificidade aumenta no diagnóstico que segue essa estratégia, embora alguns falsos negativos possam ocorrer.

Avaliação de exames baseada em desfechos clínicos

6

Até agora nos detivemos em aspectos envolvidos na utilização do exame de laboratório na sua função diagnóstica, ou seja, auxiliar na definição de que, naquele momento, o paciente testado tem ou não determinada doença ou condição. Como vimos, existem delineamentos epidemiológicos bem definidos com esse objetivo e conseguimos através da análise da sensibilidade, especificidade e das medidas delas derivadas, como o *Likelihood Ratio* ou Razão de Verossimilhança, aferir como o determinado teste pode atuar na diminuição da incerteza, a qual é a principal tarefa de um recurso diagnóstico, seja laboratorial ou não.

Quem vive a realidade de um laboratório clínico sabe, no entanto, que as motivações que levam um médico a solicitar um exame nem sempre estão relacionadas a fazer diagnóstico. Um estudo holandês avaliou as razões pelas quais médicos da atenção primária solicitam exames.[48] Eles foram instruídos a preencher um formulário no momento da solicitação. Um total de 87 médicos avaliaram 1.621 pacientes e solicitaram 15.603 testes, uma média de 9,6 exames por atendimento. Os pesquisadores agruparam as razões em cinco principais grupos, abaixo listados com o percentual obtido para cada um:

1. Excluir a doença e diminuir a incerteza médica: 44%
2. Confirmar diagnóstico e determinar tratamento: 11%
3. Tranquilizar paciente/pedido do paciente: 14%
4. Monitoramento (*check up* ou *screening*): 29%
5. Outros: 1%

Outros levantamentos similares foram realizados e os motivos acima vão se repetindo, em proporções diferentes, além de outras razões surgirem, como a repetição após um resultado prévio alterado, razões legais ou protocolos hospitalares. [49] Como vemos, em um número apreciável de consultas médicas, a razão principal que leva à solicitação de exames não tem a ver com diagnóstico. São necessários, portanto, outros tipos de estudos epidemiológicos e medidas estatísticas para avaliar a acurácia desses exames, solicitados com outros objetivos. Temos de analisar o impacto do resultado do teste nos desfechos de saúde do paciente e para tanto a variável tempo passa a ser decisiva. Não falamos mais de diagnóstico no momento, mas sim de prognóstico para futuro, visto que o indivíduo testado muitas vezes supostamente não tem doença alguma (*screening*) ou já foi diagnosticado e precisa acompanhamento. Os desfechos futuros desse paciente é que têm de ser quantificados, se quisermos avaliar a eficácia do exame de laboratório nesses cenários.

É importante, desde já, distinguir "risco" de "prognóstico". Os estudos epidemiológicos de fatores de risco (que podem incluir marcadores como o colesterol e a doença cardiovascular, por exemplo) analisam pessoas saudáveis e contabilizam desfechos relacionados ao início da doença. No caso de exames de laboratório, esta abordagem aplica-se normalmente aos testes de triagem ou *screening*. Quando testamos pessoas doentes e medimos desfechos relacionados à piora ou à melhora da doença, estamos falando de prognóstico, como nos testes de acompanhamento/monitoramento de doentes renais crônicos ou diabéticos.

Agregar evidências de acurácia e / ou significância de exames de laboratório tanto em um caso quanto no outro é muito mais difícil. Estudos de coorte ou ensaios randomizados controlados bem delineados são necessários para medir com qualidade o impacto da testagem nos desfechos de saúde nos indivíduos. Existem os custos altos de um lado e a falta de regulamentação no outro, o que permite que um novo exame possa ser lançado no mercado sem que haja certeza de sua real utilidade clínica. Há ainda outro aspecto a considerar, pois o teste não é uma intervenção por si só, ou seja, o suposto efeito de um determinado resultado de um exame depende de uma cascata de decisões e ações a serem tomadas (ou não) após a interpretação do resultado. Para maximizar o efeito dos exames laboratoriais na população é preciso, portanto, agregar valor no momento da solicitação e na informação do resultado, sob pena de que, ou o exame correto não seja solicitado, ou seja mal interpretado. O laboratório precisa estar presente também nesses dois momentos, agregando evidências de que o determinado teste deva ser solicitado naquela situação e quais as consequências de seus possíveis resultados. A comunicação é a chave dessa nova abordagem e a linguagem desse diálogo tem de ser a da Medicina Baseada em Evidências. Por esse motivo, o profissional de laboratório, seja médico ou não, deve conhecer epidemiologia clínica e munir-se de referencial teórico, para avaliar artigos originais, metanálises e diretrizes em busca das evidências que vão agregar valor ao seu trabalho. É uma visão mais clínica do laboratório, hoje dominado por uma abordagem industrial, com foco em processos. Devemos continuar a controlar as nossas "linhas de produção" de exames, para garantir que o resultado seja preciso e exato, mas não podemos esquecer que ele só terá razão de existir se for solicitado no momento certo e interpretado corretamente, para que as ações médicas que se seguirão sejam significantes para a melhora da saúde das pessoas.

Este conceito de laboratório focado no paciente não é novo. Na década de 1970 o editor do conceituado *Journal of the American Medical Association* (JAMA), George Lundberg, lançou os alicerces desta nova abordagem em artigos, editoriais e livros. Mais de 20 anos depois, em um novo texto, percebeu que pouco havia mudado e que seria urgente uma agenda de pesquisa clínica em que fosse possível avaliar o desempenho da utilização do exame laboratorial, baseado nos desfechos na saúde do paciente, que são consequências da cascata de eventos que se segue a um determinado resultado.[50]

É de Lundberg o conceito de ciclo cérebro a cérebro do processo laboratorial, incluindo etapas fundamentais, normalmente negligenciadas. Para ele, o ciclo inicia e termina com ações cognitivas, envolvendo médico solicitante, laboratório e paciente, como demonstrado na Figura 19.

É justamente nessas etapas cognitivas que entram os conceitos da Medicina Laboratorial Baseada em Evidências e é na busca de validações clínicas baseadas nos desfechos relacionados à realização do exame certo na hora certa que a pesquisa deve evoluir, para serem estas evidências a embasar a troca de informações que marcam o início e o final do processo. São justamente estes dois pontos extremos do ciclo cérebro a cérebro que estão mais sujeitos a erros e que podem levar tanto ao excesso quanto à falta de diagnóstico.

Quais desfechos devem ser avaliados? A pergunta certamente é complexa, mas podemos incluir desde as consequências do exame na doença de base, cujo prognóstico estava sendo avaliado; desfechos relativos a doenças específicas, quando o teste é solicitado para diagnóstico diferencial, ou mesmo efeitos psicológicos relacionados ao processo de testagem, como a ansiedade e estresse gerados por resultados falsos positivos. De modo geral, as dimensões utilizadas usualmente na análise da eficácia das intervenções consideram desfechos relevantes para o paciente, como mortalidade, morbidade e qualidade de vida.[52]

O delineamento ideal para a avaliação da eficácia da testagem do ponto de vista de efeito nos desfechos é o ensaio clínico randomizado. Grupos de pacientes com suspeita da doença (ou assintomáticos, no caso de avaliarmos testes de triagem) seriam divididos aleatoriamente em dois: um que seria submetido ao exame em avaliação e o outro que não faria o teste e seria o controle. Em ambos, os mesmos cuidados de saúde básicos seriam adotados, e os eventos (morbidade, mortalidade, cura etc.) seriam medidos também nos dois grupos. São estudos caros, longos, não exigidos por órgãos reguladores e, por isso, raros. A qualidade das evidências obtidas por estes

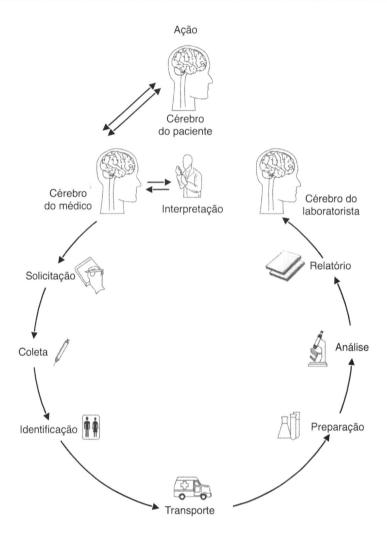

Figura 19 O ciclo laboratorial ampliado cérebro a cérebro.[51]

estudos, no entanto, é robusta. O ensaio randomizado controlado (RCT) avalia o impacto da introdução de um novo teste, medindo seus efeitos clínicos nos pacientes; pode ser realizado mesmo quando não há diretriz de referência diagnóstica e pode, inclusive, demonstrar que o teste em análise seja superior ao atual padrão ouro, o que não ocorre nos estudos de acurácia tradicionais.[53]

Um exemplo de RCT diagnóstico é o que estudou o teste de sangue oculto como triagem para câncer de cólon e seu efeito na mortalidade. Realizado entre 1981 e 1991 na cidade de Nottingham, acompanhou mais de 150 mil indivíduos alocados aleatoriamente em um grupo de intervenção, que fazia triagem anual com pesquisa de sangue oculto nas fezes e um grupo controle sem testagem. Os desfechos acompanhados em 11 anos pelos pesquisadores foram o diagnóstico de câncer de cólon, a mortalidade por este câncer e a mortalidade por todas as causas. [54]

Como podemos ver na Figura 20, houve menos mortes por câncer de cólon no grupo que realizou o teste, comparado com o grupo-controle. A despeito de existir uma polêmica em relação à utilização da mortalidade específica e não a mortalidade por todas as causas na avaliação da eficácia de programas de triagem, e mesmo que se conheçam as razões fisiopatológicas que justifiquem a realização do exame de sangue oculto como *screening* dessa doença, a determinação prática de que a testagem de assintomáticos gera menos mortes por câncer de cólon traz evidências epidemiológicas melhores em favor dessa prática. É possível também extrair de estudos como estes um cálculo de sensibilidade diferente, baseado na real capacidade de detectar casos de câncer e não da maneira tradicional, comparando com métodos de referência. Esse cálculo leva em conta os tumores detectados em pacientes com o teste de *screening* positivo e os chamados cânceres de intervalos, detectados no intervalo entre os testes de *screening* em pessoas com resultados negativos. No RCT de Nottingham a sensibilidade do sangue oculto como teste de triagem na detecção de câncer de cólon foi de 59%. [55]

Observe que esse valor de sensibilidade do teste é mais confiável que os que são obtidos da maneira tradicional, comparando com padrão ouro, pois é baseado no desfecho para o qual o teste foi solicitado, sendo, portanto, uma evidência mais robusta, baseada no desempenho e não na acurácia comparativa. Outras medidas epidemio-

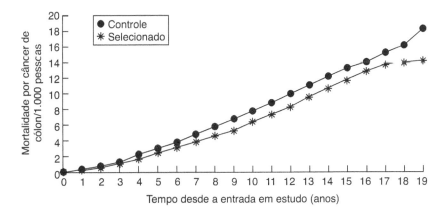

Figura 20 Taxa de mortalidade por câncer de cólon em pacientes que se submeteram à triagem com sangue oculto, comparados com controles que não testaram. [54]

lógicas são aplicadas a esses tipos de estudos, tentando demonstrar numericamente a força de associação entre as variáveis analisadas. Em nosso exemplo, a relação entre a realização do exame e a detecção do câncer ou a mortalidade podem ser calculadas. As medidas mais usadas são a razão entre taxas, ou seja, dividir a taxa de ocorrência de um determinado evento no grupo exposto à intervenção pela taxa do grupo não exposto. No nosso exemplo, tivemos uma taxa de mortalidade por câncer de cólon de 0,91/1.000 pessoas-ano no grupo de *screening* e de 1,00/1.000 pessoas-ano no grupo sem *screening*. Dividindo as duas taxas temos 0,91/1,00 = 0,91. Esta é a força da associação entre o desfecho (morte) e a exposição (*screening*). A associação pode ser positiva (>1,0) ou negativa (<1,0) e quanto mais distante de 1,0 mais forte. Normalmente aparece o intervalo de confiança e se o número 1,0 estiver contido nesse intervalo a associação é fraca. No caso em análise, houve uma fraca associação entre a realização do teste de sangue oculto e a diminuição da mortalidade por câncer de cólon. Embora o profissional de laboratório, por óbvio, não precise ser especialista em epidemiologia, ele deve ter noções básicas dessas e de outras medidas utilizadas em estudos clínicos, caso queira aplicar as evidências em seu dia a dia.

É possível também avaliar a acurácia prognóstica de um teste em estudos com delineamentos mais simples, inclusive com comparação de dois ou mais testes que tenham o mesmo objetivo. Quando pesquisadores alemães avaliaram 109 pacientes consecutivos com angina instável e testaram CK total, CKMB e troponina T a cada 8 horas, por dois dias, e acompanharam os desfechos dos pacientes durante a internação, estavam avaliando a capacidade clínica real (e não a acurácia diagnóstica) de cada teste em prever eventos futuros adversos. [56]Em 10 dos 11 casos de infarto do miocárdio que ocorreram nesses pacientes do estudo, a troponina T estava elevada, a CKMB em apenas um deles e a CK total em nenhum. Para demonstrar o valor prognóstico da dosagem da troponina T, portanto, não basta determinar sua acurácia diagnóstica. Foi necessário acompanhar os desfechos dos pacientes durante a internação e compará-los com os resultados dos testes na admissão. Não havia um grupo-controle em que o teste não tenha sido realizado, portanto, não se tratou de ensaio clínico randomizado e sim de um estudo de acurácia prognóstica, ou seja, a capacidade de um teste demonstrar a possibilidade de ocorrência de eventos futuros.

Embora seja lógico que para medir a efetividade da utilização de um teste laboratorial (ou diagnóstico) seja fundamental a observação dos desfechos nos pacientes, a realidade é que pouca pesquisa clínica é produzida com esse fim. A dificuldade em delinear estudos apropriados, o tempo e o custo envolvidos estão entre as causas que levam a essa escassez. Por outro lado, quem pesquisa na literatura médica trabalhos sobre o efeito prático dos testes de laboratório nos desfechos clínicos não encontra resultados animadores. Siontis e colaboradores avaliaram 140 estudos de RCTs diagnósticos e encontraram alterações estatisticamente significativas nos desfechos dos pacientes em apenas 18% deles. [57]

As dificuldades na busca da evidência da melhora nos desfechos de saúde dos pacientes, quando se avalia testes diagnósticos, pode dever-se, em parte, a que, como já assinalamos, o teste por si só não é uma intervenção propriamente dita. Na verdade, a primeira mudança que o teste tem de causar é na decisão do médico. Somente a alteração na percepção inicial do clínico e as decisões subsequentes que ela pode gerar é que têm o poder de interferir nos desfechos dos pacientes. Flyback e Thornburry, discutindo a medida da validade de exames de imagem, acabaram por sugerir um modelo hierárquico de níveis de eficácia, que, segundo eles próprios, pode ser aplicado a qualquer ferramenta diagnóstica. A hierarquia, neste caso, é em relação à proximidade do nível em relação ao local onde se realiza o teste. O nível 1, local, envolve aspectos tecnológicos, que no caso dos laboratórios tem a ver com a tecnologia utilizada e aspectos analíticos do exame. No próximo nível de eficácia temos a acurácia diagnóstica, que vai depender da comunicação correta do resultado e da interpretação deste. O nível 3 de eficácia está relacionado ao processo decisório do médico que solicitou o exame e como o resultado vai mudar ou não o seu julgamento diagnóstico prévio. Esta etapa é a chave que vai afetar os próximos dois níveis, 4 e 5, eficácia terapêutica e melhora dos desfechos do paciente, o objetivo final de qualquer processo de saúde, também chamada de efetividade. Por último, o mais global de todos, o nível 6 compreende a eficácia social, medida principalmente pelo custo-benefício da utilização do exame na população, que pode ser mais bem expresso como eficiência.[58]

Embora possam existir outros modelos, o descrito acima, chamado de modelo FT em homenagem a seus criadores, consegue demonstrar a complexidade do processo que transcorre desde a solicitação de um exame até o seu objetivo final: a melhoria dos desfechos de saúde dos indivíduos testados. As evidências de eficácia, efetividade e eficiência não podem estar restritas apenas às duas primeiras fases, e a tarefa de avaliá-la em todos os níveis hierárquicos é tão complexa quanto urgente, visto que a introdução de novos testes será uma constante, e a busca dessas evidências nos níveis mais elevados do modelo FT (desfechos dos pacientes e custo-benefício para a sociedade), que possam recomendar ou descartar possíveis novos exames médicos, será uma demanda crescente de todos os envolvidos no processo de manutenção da saúde, incluindo aí os órgãos reguladores e os compradores de serviços.

O mercado diagnóstico, no entanto, não para. Todos os anos novos biomarcadores e testes surgem como alternativas a exames tradicionais já consolidados ou em situações clínicas que careçam de alternativas diagnósticas confiáveis. Sem o respaldo de evidências robustas, baseadas em desfechos, os profissionais clínicos e de laboratório precisam avaliar criticamente as novas alternativas antes de recomendar a sua utilização.

A Dra. Sarah Lord e colaboradores propuseram uma abordagem para auxiliar nesse desafio. Segundo eles, nos casos em que já haja evidências de ensaios clínicos randomizados de que o tratamento dos casos detectados pelo teste é eficaz, um estudo de acurácia medindo sensibilidade e especificidade já seria suficiente. Os próprios autores alertam, contudo, que é necessário avaliar com cautela os atributos de custo e segurança do novo teste, além de considerar se os casos adicionalmente detectados por um teste eventualmente mais sensível são representativos dos pacientes incluídos nos ECRs considerados. [59] De fato, ter maior acurácia não é suficiente para substituir um teste que já esteja consagrado. O caso da cistatina C na avaliação da função renal é um exemplo disso. Embora com várias evidências de maior acurácia em relação à creatinina, fatores como custo, falta de padronização nos ensaios disponíveis e até o costume do médico em solicitar e interpretar a creatinina, fazem com que o teste antigo não seja substituído facilmente, embora possa haver razões científicas para tal. [60]

Por outro lado, no artigo da Dra. Sarah Lord, a pesquisa de sangue oculto fecal por imunoensaio é citada como um caso em que a substituição do antigo método baseado no guaiaco devia ser incentivada, por causa de uma maior especificidade do novo teste. Por ser utilizado em programas de triagem, a ocorrência de menos falsos positivos justificariam a migração sem haver necessidade da realização de estudos randomizados. Os dois casos demonstram que a avaliação da eficácia de um teste diagnóstico depende de muitos fatores que não são expressos nos estudos de acurácia e que a medicina laboratorial baseada em evidências deve propor ferramentas e argumentos para auxiliar nossas escolhas no futuro. A Federação Europeia de Química Clínica e Medicina Laboratorial (EFLM) formou um grupo de trabalho com estes e outros objetivos: o *Test Evaluation Working Group*, que pode ser acessado pelo endereço https://www.eflm.eu/site/page/a/1158. Orientação sobre os melhores delineamentos de estudos para validação de testes diagnósticos, materiais de ensino e treinamento e cooperação com os demais atores envolvidos, como fabricantes e órgãos reguladores estão entre as metas do Grupo, que inclusive já apresentou muitas contribuições relevantes para o tema, como o processo cíclico de avaliação de testes laboratoriais médicos, ilustrado na Figura 21.

O ciclo representa um resumo didático do que abordamos até aqui, agrupando as avaliações de eficácia (analítica e clínica) com as de efetividade prática e eficiência (custo-benefício), além de uma dimensão mais ampla, que seria uma vigilância contínua dos efeitos práticos da implantação do teste em diversos cenários ao longo do tempo. Estas valências de um teste laboratorial estão subordinadas a um elemento central: o *clinical pathway*, ou caminho clínico, um plano, rota ou algoritmo que define, baseado nas melhores evidências disponíveis, a sequência ideal de intervenções multidisciplinares para um grupo de pacientes que tenha determinada doença ou característica, na busca da obtenção dos melhores desfechos possíveis. Na verdade,

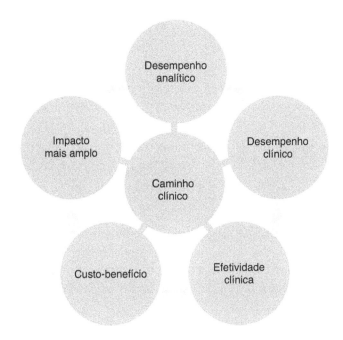

Figura 21 Processo cíclico de avaliação de um teste laboratorial médico. [61]

o que o grupo de trabalho procura é a definição de desempenho clínico de um teste baseado no processo de decisão clínico. Como já abordamos anteriormente, o resultado do exame precisa estar conectado a decisões subsequentes baseadas no resultado, e a avaliação prática do seu benefício na melhora de desfechos dos pacientes precisa ser feita com base nesse processo decisório e não somente na acurácia diagnóstica tradicional. Nem sempre um teste com maior sensibilidade ou especificidade terá relevância clínica. Será preciso avaliá-lo levando em conta qual o algoritmo clínico em que se pretende utilizá-lo e medir sua acurácia em uma amostra que represente a população alvo desse *clinical pathway*. Um teste novo pode ser avaliado como um candidato a substituir um já existente com alguma possível vantagem ou criar uma nova opção diagnóstica, preenchendo, assim, possíveis lacunas existentes nos algoritmos (veja Figura 22).

O importante, em qualquer caso, é posicionar o objetivo (diagnóstico, *screening*, prognóstico etc.) e o papel do teste numa possível mudança da sequência de ações existente para, se possível, determinar qual o grau de sensibilidade e especificidade que se busca ANTES de avaliar a acurácia, ou seja, atrelando o desempenho clínico a um processo decisório estruturado nas melhores evidências, que, ao final, tem a melhoria dos desfechos clínicos como objetivo. [63]

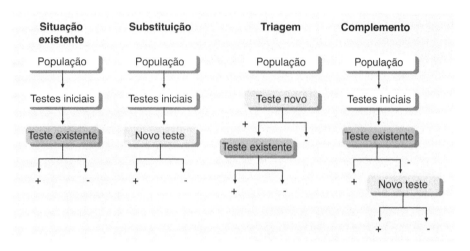

Figura 22 Papéis e posições possíveis para um novo teste em algoritmos clínicos já existentes. [62]

A avaliação global do desempenho de testes diagnósticos baseados nessas premissas é uma realidade. Diversas organizações já produzem documentos e diretrizes de análise de desempenho de exames levando em conta essa visão ampla, ligando as validações de acurácia analítica e clínica à efetividade prática, considerando o papel do teste em uma cadeia de decisões baseada nas melhores evidências. O National Institute for Health and Care Excellence (NICE), do Reino Unido, por exemplo, tem vários documentos publicados no escopo do seu programa *Diagnostic Assessment Programme*, um dos quais utilizaremos como base para um caso prático de avaliação funcional de um exame de laboratório, no capítulo final deste livro. A tarefa de elaboração desses documentos não é fácil nem rápida. Muitos deles não conseguem cumprir com êxito a missão de oferecer uma avaliação baseada nos algoritmos diagnósticos ou *clinical pathways*. [64] Mesmo com muitas limitações e dificuldades no processo de execução, há consenso de que a avaliação de um teste diagnóstico deva ser feita considerando todas as suas valências (acurácia analítica, acurácia diagnóstica, eficácia clínica, custo-benefício e impacto amplo), sempre ligadas a um algoritmo decisório em que o papel e o objetivo do exame esteja bem definido. Há vários ajustes nos modelos, mas o caminho é esse, ou seja, embora saibamos "o que fazer" ainda há muito a evoluir no "como fazer".

O analista clínico que quiser contribuir para a melhor utilização dos exames e da valorização de seu trabalho não pode ignorar essa tendência e deve acessar e utilizar cada vez mais esses tipos de validações e as consequentes recomendações dos órgãos consultivos e científicos da área diagnóstica no seu dia a dia, seja em seus laudos ou em contatos com os clínicos que utilizam os testes. Abordaremos outras fontes de diretrizes sobre utilização de testes e como avaliá-las criticamente, quando falarmos da busca e análise das evidências na literatura, no capítulo seguinte.

TESTES DE TRIAGEM E O EXCESSO DE DIAGNÓSTICOS

Quando avaliamos um teste diagnóstico baseado em desfechos temos de abrir um parêntese para os exames de triagem ou *screening,* visto que estes possuem características e consequências específicas que merecem ser avaliadas com cuidado. A prática de testar assintomáticos em busca de doenças em fase inicial ou de fatores de risco para o desenvolvimento de futuras enfermidades é cada vez mais frequente e, apesar de parecer inócua (que mal pode haver em fazer exames?) tem implicações importantes para todos os participantes do processo. A ideia é atraente: identificar pessoas que ainda não têm sintomas, mas já têm uma doença (ou risco aumentado para desenvolvê-la) e abordá-las de maneira precoce, evitando a progressão da condição e os consequentes desfechos indesejáveis, como morbidade e mortalidade, por exemplo. Desde o tradicional *check up* anual, passando por programas de rastreio para câncer de mama, de colo do útero, doenças do neonato, triagem de doadores de sangue, enfim, há um sem-número de situações no dia a dia da medicina em que exames de laboratório (e outros) são realizados em pessoas totalmente assintomáticas. O profissional de análises clínicas, portanto, deve estar preparado para os prós e os contras da aplicação de testes nessas situações. Basta lembrar de como a prevalência (ou a probabilidade pré-teste) influencia os valores preditivos dos exames diagnósticos para concluirmos que, ao aplicarmos testes em uma população com pequena probabilidade de ter a doença, teremos baixo VPP e, portanto, grande número de falsos positivos. Neste tópico, trataremos de exames de triagem com objetivo de diagnóstico precoce em assintomáticos. É importante diferenciar este tipo de procedimento daqueles que incluem a realização de exames e consultas visando avaliar fatores de risco (como medir colesterol e hemoglobina A1c para utilizar os escores de risco de doença cardiovascular), bem como das estratégias de diagnóstico precoce, em que pacientes com sintomas iniciais (de câncer, principalmente) tentam ser identificados em fases precoces e mais tratáveis da doença.

Trataremos do *screening* ou triagem utilizando a definição da Organização Mundial de Saúde (OMS): "O *Screening* é um processo de classificação inicial. Funciona como uma peneira, separando as pessoas que provavelmente têm a condição pesquisada das que provavelmente não têm. Um teste de triagem nunca é 100% preciso; não fornece certeza, mas apenas uma probabilidade de que a pessoa esteja em risco (ou livre de risco) da condição de interesse."[65]

Parte II • Medicina laboratorial baseada em evidências

Fundamental também recordar os 10 princípios básicos que devem nortear um bom programa de triagem em assintomáticos, listados pela primeira vez em 1968 em um artigo seminal de Wilson e Jungner: [66]

1. A condição deve ser um problema de saúde importante.
2. Deve haver um tratamento aceito para pacientes com a doença.
3. Devem estar disponíveis instalações para diagnóstico e tratamento.
4. Deve haver uma fase sintomática latente ou precoce reconhecível.
5. Deve haver um teste ou exame adequado.
6. O teste deve ser aceito pela população.
7. A história natural da condição, incluindo o desenvolvimento de latente à doença declarada, deve ser adequadamente compreendida.
8. Deve haver uma política acordada sobre quem tratar como pacientes.
9. O custo da detecção de casos (incluindo diagnóstico e tratamento de diagnosticados) deve ser economicamente equilibrado em relação a possíveis gastos com assistência médica na totalidade.
10. A busca de casos deve ser um processo contínuo e não realizado em uma única ocasião.

Como podemos imaginar, lendo a lista, pouquíssimas iniciativas de triagem de indivíduos assintomáticos das que conhecemos atualmente conseguem cumprir todos os requisitos. Mais uma vez, o excesso de confiança em exames, tanto por parte de médicos quanto de pacientes, pode estar no centro do paradigma de que alguns testes a mais, mesmo em pessoas assintomáticas, não podem causar nenhum mal. Do ponto de vista da saúde individual essa sensação até pode ser justificada, mas quando pensamos nas políticas de saúde coletiva temos de ser mais criteriosos. É claro que a importância da prevenção é um dos pilares da medicina e a detecção precoce de doenças que possam ter tratamento mais bem-sucedido nas fases iniciais é fundamental. Em 2018, o governo australiano publicou um documento com dados sobre a comparação de mortalidade entre pessoas que participaram dos programas de *screening* para câncer de cólon, de mama e colo do útero. As mulheres que fizeram o exame de Papanicolaou, por exemplo, tiveram risco de morte por câncer cervical 87% menor do que as que não fizeram o exame. Padrões semelhantes foram observados nas detecções de câncer de mama e intestino, com reduções de 42% e 40% respectivamente no risco de morte pelas doenças entre os que participaram dos programas, comparado com aqueles que não fizeram rastreio. [67] Embora muitos defendam que a avaliação do êxito de uma iniciativa de triagem tenha de ser medido pela taxa de mortalidade total, a redução de risco de morte devido ao câncer pesquisado entre os que se submeteram aos testes é um indicador com valor e deve ser considerado.

Uma das referências mais respeitadas nesse assunto é, sem dúvida, a USPSTF (U.S. Preventive Services Task Force) entidade independente americana focada em medicina preventiva baseada em evidências. Nas suas diretrizes ela utiliza as melhores evidências para recomendar (ou não) testes ou programas de triagem populacional. Em um dos mais recentes documentos, de maio de 2023, ela recomenda o *screening* para tuberculose latente em populações de risco. Como justificativa para suas orientações, a USPSTF utiliza uma base racional que inclui alguns parâmetros-chave que servem como um exemplo de quais fatores temos de considerar ao validar um exame como estratégia de triagem:

1. **Sobre a detecção da doença:** foram encontradas evidências adequadas de que tanto o teste de tuberculina (PPD) ou o *Interferon Gamma Release Assay* (IGRA) são testes de *screening* acurados para a detecção da tuberculose latente.
2. **Benefícios do diagnóstico e tratamento precoce:** não foram encontrados estudos que demonstrem evidências diretas de benefícios do *screening* de tuberculose latente, mas foram encontradas evidências adequadas que demonstram que o tratamento do estágio latente da doença diminui a chance de progressão para doença ativa, com benefícios ao paciente.
3. **Riscos do diagnóstico e tratamento precoce:** não foram encontradas evidências de danos relativos ao teste e pequenos efeitos colaterais do tratamento preconizado, principalmente hepatotoxicidade.
4. **Declaração da USPSTF:** a entidade conclui com moderado grau de certeza que há um benefício líquido moderado na prevenção de progressão para tuberculose ativa por meio de triagem em pessoas com risco aumentado para tuberculose. [68]

Como vemos, o roteiro seguido pela entidade é de estudar a acurácia dos testes disponíveis e verificar o balanço entre riscos e benefícios do tratamento precoce. Ou seja, por mais que seja atraente e simpático para a população o oferecimento de exames em assintomáticos para triagem, há que se medir, com critérios baseados em evidências, as possíveis consequências desse excesso de diagnóstico, que como veremos, pode ser mais danoso do que benéfico.

Um efeito indesejável, e não intencional, de implantar programas de triagem em pessoas aparentemente saudáveis é o que chamamos de sobrediagnóstico, que consiste na detecção de casos indolentes da doença, que não causariam problema algum para o indivíduo, seja por terem cura espontânea, ou por evoluírem muito lentamente. Diferente do falso positivo, cujo resultado se mostra alterado em quem não tem a doença, no sobrediagnóstico, o exame está correto, a enfermidade existe, mas a forma detectada é benigna e não irá causar sintomas futuros. A maior sensibilidade, tanto dos métodos de imagem quanto laboratoriais, que possibilitam a detecção de alterações mínimas, também colaboram para esse efeito indesejado. O sobrediagnóstico é observado primordialmente nos programas de triagem de câncer e é um desafio, tanto para os profissionais quanto para os órgãos governamentais, lidar com um efeito concreto, mas difícil de explicar ao leigo (ver Figura 23).

Um dos exemplos mais conhecidos é o do câncer de tireoide, que registrou um aumento drástico na incidência, devido provavelmente ao fácil acesso ao ultrassom, principalmente em países desenvolvidos. Embora o número de casos diagnosticados tenha aumentado, não houve aumento da taxa de mortalidade pela enfermidade, o que leva à conclusão de um possível sobrediagnóstico, ou seja, a maioria dos casos diagnosticados não teria evolução para doença clínica. [69] O maior problema é que todo diagnóstico tem consequências. Confrontado com um resultado de câncer, pacientes e médicos têm optado por tratamentos que não são livres de efeitos danosos. A tireoidectomia, uma das alternativas de tratamento desses casos, pode levar à remoção acidental da glândula paratireoide, entre outros desfechos adversos. É o típico caso em que a medicina em excesso não leva à melhoria na saúde, pelo contrário. A discussão do caso com o paciente, mostrando a grande probabilidade do achado ser apenas laboratorial e não clínico, a escolha pela vigilância ativa de casos detectados incidentalmente, ou mesmo a opção por cirurgias mais conservadoras podem ajudar a solucionar parte do problema.

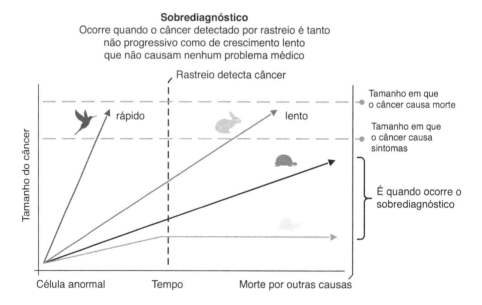

Figura 23 A heterogeneidade na evolução clínica dos tumores contribui para que os testes de *screening* identifiquem mais formas lentas e subclínicas de câncer, que não iriam causar problema algum ao paciente. Fonte: The National Cancer Institute.

Os especialistas em laboratório clínico devem estar cientes dos problemas com os testes de *screening*, pois há tendência de aumento na solicitação desse tipo de exame. A falsa ilusão de que procedimentos de saúde nunca são demais pode levar médicos e pacientes a optarem por incluir uma série de marcadores tumorais, por exemplo, em seus exames de rotina. O caso mais famoso é o do antígeno prostático específico, ou PSA, que viveu dias de glória como uma opção de triagem para o câncer de próstata. Tal qual o caso do ultrassom de tireoide, o uso generalizado desse biomarcador pode ser responsável por sobrediagnósticos, cujos danos podem superar os benefícios. Mediante biópsias de homens que morreram por outras causas, pesquisadores puderam determinar a existência de um reservatório de cânceres de próstata de evolução lenta. De 30% a 70% dos homens com mais de 60 anos podem abrigar células cancerosas em suas próstatas. Como o risco de morte ou doença metastática estimado para essa doença, nessa faixa etária, nas populações estudadas, é de 4%, a possibilidade de que haja sobrediagnóstico nesse caso é muito alta. [70]

Um estudo clínico randomizado conduzido no Reino Unido, conhecido como CAP trial, envolveu mais de 400 mil homens que foram aleatoriamente divididos em dois grupos, um submetido a um exame de PSA e outro que fez apenas acompanhamento sem o teste. Houve mais detecção de casos no grupo que fez a quantificação do antígeno prostático, mas a mortalidade após 10 anos de acompanhamento foi a mesma. [71] O acúmulo de evidências sobre o efeito da triagem com PSA e o sobrediagnóstico mudou as diretrizes do rastreamento do câncer de próstata. Embora nunca tenha sido unanimidade, hoje cada vez menos entidades recomendam o uso rotineiro desse teste, optando por sugestões mais conservadoras que levam em conta a idade e o risco de câncer e a expectativa de vida de cada paciente, na chamada decisão compartilhada sobre a necessidade de fazer o exame. Essas mudanças na conduta médica já refletem em diminuição no tratamento cirúrgico de lesões de baixo grau na biópsia e, portanto, menos agressivas. Segundo um levantamento epidemiológico recente, a proporção de lesoes de baixo grau em prostatectomias reduziu de 32% para 10% em 10 anos, o que indica que os tumores menos agressivos estão tendo tratamentos mais conservadores. O efeito adverso das novas condutas, no entanto, levou a aumento, no mesmo período, de cânceres metastáticos de 3,0% para 5,2%, um possível sinal de que o ajuste nas condutas ainda deve melhorar.[72]

O laboratório deve estar atento a possíveis lacunas para a melhor utilização do PSA, aprimorando os valores de referência estratificados, sugerindo algoritmos que incluam testes reflexos, entre outras tendências futuras. Embora esteja longe de ter a importância que muitos julgavam que teria, o PSA ainda é e continuará sendo um biomarcador muito útil. Quando há um diagnóstico confirmado, o valor do antígeno prostático pré-tratamento correlaciona bem com a gravidade e a extensão da doença para outros órgãos, além de ser um preditor independente para a eficácia das terapias.[73] Além disso, o acompanhamento do nível sérico do PSA na vigilância ativa de tumores supostamente indolentes ou após tratamento é utilizado como determinante da atividade da doença e do sucesso ou fracasso da terapia escolhida, comprovando que a prática baseada na MBE pode e deve reposicionar os testes laboratoriais, sempre visando melhorar os desfechos dos pacientes.

O sobrediagnóstico será tema cada vez mais frequente de discussões de entidades e profissionais das mais diversas áreas da medicina. Um uso mais racional de exames de *screening* continuará na pauta, pois tem impactos importantes no custo da medicina e em desfechos indesejáveis nos pacientes. A discussão deve ser baseada em evidências e não em interesses de curto prazo. O medo de alguns profissionais de laboratório de que esses debates possam levar a uma menor utilização de exames é uma visão míope do tema. Ajustes na utilização de testes diagnósticos baseados em evidências vão continuar a acontecer, alguns reduzindo, outros incrementando a utilização de exames. O que devemos fazer é conhecer e praticar a medicina laboratorial baseada em evidências para participarmos ativamente do processo de melhoria contínua da nossa atuação em um sistema de saúde cada dia mais complexo e desafiador.

Como buscar e avaliar as evidências

7

O ciclo laboratorial total, chamado de ciclo cérebro a cérebro, impõe uma visão mais clínica ao laboratório. Não se trata de diminuir ou invalidar a visão industrial, predominante nos serviços hoje em dia, pois é ela que garante a precisão e a exatidão analíticas, fundamentais em um resultado de exame. Defendemos a ampliação do escopo das análises clínicas, com a adoção do ciclo mais amplo, pois enxergamos a oportunidade de diminuir erros que ocorrem em fases do exame que carecem de atenção na visão industrial. Podem ocorrer erros na fase de solicitação, por exemplo, tanto por excesso quanto por falta. De nada adianta o resultado estar correto se o exame não tem valor diagnóstico para aquele paciente naquele momento. Da mesma maneira, um atraso na entrega ou uma interpretação equivocada podem igualmente ser responsáveis por erros que afetem o paciente. Normalmente pouco valorizadas pelos laboratórios, estas duas fases (solicitação e interpretação) são o início e o final do ciclo cérebro a cérebro (ver Figura 19). A linguagem que deve ser utilizada para as interações necessárias nesses dois momentos é a da Medicina Baseada em Evidências. É importante que recomendações sobre utilização de testes, algoritmos e discussões de casos, bem como os comentários interpretativos de laudos, sejam ancoradas em epidemiologia clínica e estatística e não apenas na opinião do responsável pelo laboratório, levando em conta apenas sua experiência. Para tanto, é necessário buscar na literatura científica as melhores evidências e, quando necessário, avaliá-las criticamente para agregá-las ao dia a dia.

Nem todas as evidências têm o mesmo peso. A qualidade das conclusões de um determinado estudo depende de múltiplos fatores, desde o delineamento adequado, passando pela execução e pela expressão dos resultados. Embora não tenhamos a pretensão de aprofundar este tema aqui, vamos abordar em linhas gerais os tipos de estudos, seus aspectos básicos e como avaliá-los, indicando as fontes onde o leitor poderá encontrar muito mais informações sobre o assunto.

A escala de força das evidências não é nova. Desde que o modelo da MBE tornou-se dominante no ensino e na prática médica, sempre houve uma tentativa de mostrar didaticamente que conclusões baseadas em estudos com projetos mais simples eram mais sujeitas a vieses e, portanto, menos confiáveis. A robustez das evidências estava muito associada ao delineamento e a hierarquia [Ensaio Clínico Randomizado > Estudo de Coorte > Estudo de Caso-Controle > Estudos Transversais] é conhecida há muito tempo. No topo da pirâmide estão as Metanálises (agrupamento estatístico de resultados de estudos semelhantes) e as Revisões Sistemáticas (processo sistematizado de revisar dados publicados de um determinado tema), os chamados estudos secundários, que visam agrupar e classificar os resultados das investigações primárias, gerando dados para as diretrizes ou recomendações.

A revisão do modelo linear da pirâmide tradicional, representada na Figura 24, surgiu para agregar novas variáveis ao modelo clássico (A), muito baseado na força dos diferentes delineamentos. A nova representação da pirâmide (B) mostra as linhas que separam os tipos de estudos como não lineares, graças à percepção de que podem existir conclusões mais robustas advindas de estudos de nível teoricamente inferior, visto que alguns fatores de inconsistência nos resultados são independentes do tipo de delineamento. Além disso, o "descolamento" das metanálises e das revisões sistemáticas do topo, passando a funcionar como lupas que avaliam e agrupam os resultados dos estudos primários, demonstram que a qualidade desses dois modelos revisionais são dependentes da qualidade do que foi revisado e compilado, sendo que, portanto, seus resultados não devem ser colocados em um patamar superior sem uma análise crítica.

Em relação aos testes de acurácia diagnóstica, o qual são o foco de nosso maior interesse, sabemos que eles se caracterizam pela comparação de um teste a ser validado (também chamado de teste índice) com um de referência, ou padrão ouro, para aquele diagnóstico específico. Comparações de dois ou mais testes índices também são possíveis. Da mesma forma, como vimos, a tendência é de que se opte cada vez mais por uma avaliação mais ampla dos exames, que inclui a determinação da acurácia, mas que tenta avaliar os desfechos advindos do resultado do teste nos pacientes. Para serem respondidas as perguntas a que se propõem os estudos, seja a determinação da acurácia ou a avaliação dos desfechos de saúde, várias alternativas podem ser utilizadas, desde estudos transversais, caso-controle e de coorte. Mais raramente, ensaios controlados randomizados também podem ser aplicados. Como todos os delineamentos podem ter defeitos e virtudes, o importante é focar na qualidade mais do que no desenho epidemiológico da investigação. Antes de entrarmos na análise crítica das evidências precisamos falar das bases da MBE, pois, como já dissemos, ela é a linguagem das interações clínico/laboratório.

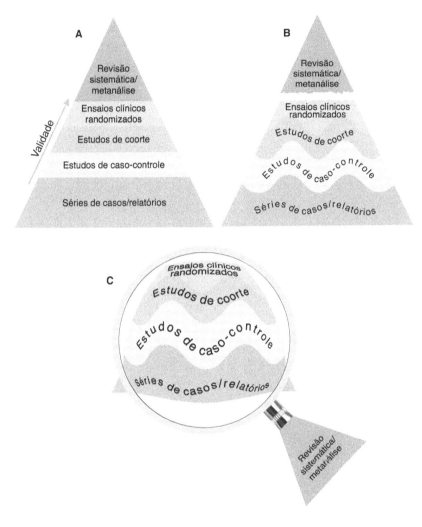

Figura 24 A evolução das pirâmides com os níveis de evidências. [74]

A PRÁTICA DA MEDICINA BASEADA EM EVIDÊNCIAS

Para colocar em prática os conceitos da MBE o profissional de saúde deve seguir algumas etapas, ilustradas no chamado processo 5A (do inglês: A*ssess,* A*sk,* A*cquire,* A*ppraise,* A*pply*) como demonstrado na Figura 25.

Como podemos ver, a partir da vivência de situações da rotina, o ciclo começa com a formulação de uma pergunta clínica. No caso de laboratórios, esta pergunta será sobre aplicação de algum teste em situações específicas (diagnóstico, prognóstico, triagem, monitoramento), baseada em necessidades relatadas por clínicos ou mesmo na análise da implantação de novos exames. A elaboração de uma boa pergunta clínica é

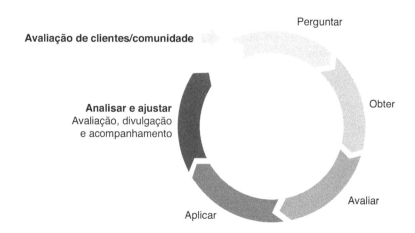

Figura 25 O Processo da prática baseada em evidências. Adaptado da Referência 75.

fundamental para o sucesso do processo que segue, pois dela depende as demais fases. A estratégia mais conhecida e utilizada é basear a questão no acrônimo PICO:(**P**aciente/**I**ntervenção(exposição)/**C**omparação(controle)/**O**utcomes (desfechos). No P incluímos uma descrição da população de interesse, gênero, idade, doenças de base ou quaisquer características relevantes que aproximem a descrição do nosso paciente alvo da pergunta. Para as questões do laboratório o I sempre será o teste índice, que será analisado, comparado na letra C com o método diagnóstico de referência. Quanto aos desfechos, a melhor abordagem é utilizar o diagnóstico ou prognóstico oriundo da questão. Como já discutimos, há dificuldade em estabelecer que um determinado resultado de um exame esteja relacionado à melhora dos desfechos tradicionais de medicina (mortalidade, morbidade etc.). Ao definirmos nosso desfecho como o diagnóstico bem-sucedido, estamos supondo que, na maioria das vezes, um melhor diagnóstico ensejará melhores tratamentos e, consequentemente, impactos positivos nos desfechos clínicos.

Vamos considerar uma situação prática: um clínico o aborda, querendo saber a validade da introdução da calprotectina fecal na investigação de pacientes com diarreia crônica, no diagnóstico diferencial de doenças inflamatórias intestinais e síndrome do intestino irritável. No intuito de utilizar a prática da MBE para dialogar com o clínico, a primeira coisa a fazer é estruturar uma pergunta no modelo PICO:

P: adultos de ambos os gêneros com diarreia crônica, encaminhados a um especialista
I: calprotectina fecal quantificada em amostra isolada
C: endoscopia com biópsia mais questionários clínicos
O: diagnóstico diferencial entre doenças inflamatórias intestinais e síndrome do intestino irritável.

A partir da definição correta da pergunta a ser respondida pelas evidências, podemos nos dedicar à busca de artigos científicos nas diversas bases de dados disponíveis. Algumas, como a Trip (tripdatabase.com) por exemplo, têm modalidade de pesquisa com a pergunta no formato PICO. A estruturação da dúvida clínica em questões ancoradas neste modelo garante o foco na hora da pesquisa e da análise crítica dos resultados. É comum que muitos dos artigos publicados sobre o tema que estamos pesquisando possam parecer interessantes e adequados, mas, caso não atendam os critérios preestabelecidos, não devem ser considerados neste momento, pois perderemos o foco no problema clínico original. Por exemplo, se a dúvida é sobre o uso da calprotectina fecal como diagnóstico diferencial em pacientes sintomáticos, não podemos neste momento analisar estudos que comparem o desempenho do teste em indivíduos com sintomas e sadios. Por melhores que essas investigações possam parecer, elas não respondem à nossa pergunta original, pois tratam de cenários clínicos distintos e, como sabemos, a acurácia do teste muda, dependendo da característica dos indivíduos testados.

Seguindo nosso exemplo da calprotectina fecal em pacientes com diarreia crônica, realizamos uma busca nas bases de dados e localizamos um artigo (ver Referência 76) que, a princípio, pode nos fornecer a resposta para a nossa pergunta.

O próximo passo no ciclo da prática da MBE é a análise crítica do estudo selecionado. Existem várias maneiras de cumprir essa tarefa e várias sugestões de *check-lists* com perguntas já foram elaboradas para auxiliar na tarefa. Usaremos em nosso exemplo o formato proposto em um artigo do JAMA (*The Journal of American Medical Association*), incluído em uma série especial do jornal, escrita por professores da McMaster University do Canadá, instituição pioneira da MBE. [77]

Segundo este guia, a primeira pergunta a ser feita por quem analisa um artigo sobre validação de teste diagnóstico é: "Os resultados são válidos?". Esta pergunta gera outras quatro, que detalhamos a seguir:

1. **A comparação com o teste de referência foi independente e cega?** Além de analisar se o chamado "padrão ouro" aplicado no estudo é realmente válido e adequado, o leitor deve atentar para a maneira com que os resultados foram comparados. No artigo que estamos avaliando, na seção de material e métodos, os autores informam: "Os dois gastroenterologistas que estabeleceram os diagnósticos dos participantes não estavam cientes dos resultados dos marcadores fecais". Houve, portanto, o cegamento em relação ao teste de referência. A resposta para a pergunta 1 é SIM.
2. **Os pacientes incluídos no estudo representam um espectro similar aos pacientes que serão avaliados pelo teste, na prática?** Embora muitas vezes, em estudos preliminares, possa ser válido incluir indivíduos com situações

extremas em relação aos sintomas (comparando assintomáticos com doentes), as melhores investigações sobre acurácia diagnóstica são aquelas que incluem pacientes sintomáticos, similares aos que o clínico encontra em seu consultório no dia a dia. A nossa pergunta inicial, não por acaso, já demarcava a necessidade de que o teste fosse avaliado como diagnóstico diferencial em adultos sintomáticos. No artigo em análise, os autores informam: "Entre abril de 2005 e outubro de 2006, pacientes internos e ambulatoriais do departamento de Gastroenterologia do Hospital Universitário de Berna e do Hospital de Lucerne foram prospectivamente recrutados. Os motivos para a admissão no estudo incluíram sintomas de dor abdominal, mudança de hábitos intestinais e/ou sangramento anorrretal." Novamente, portanto, a resposta é SIM.

3. **Os resultados do teste índice influenciaram a decisão de realizar o teste de referência?** A situação ideal é que todos os pacientes do estudo realizem os dois testes (índice e referência), independentemente do resultado do primeiro. Em situações nas quais o padrão ouro seja complexo ou invasivo podem ocorrer pré-seleções de quem seriam os candidatos ao teste de referência, fato que prejudica as conclusões do estudo e é conhecido como "viés de verificação". No artigo em questão, não foi utilizado apenas um teste de referência e sim um conjunto de testes e avaliações clínicas por dois clínicos que estabeleceram o diagnóstico de maneira independente. O procedimento foi realizado em todos os pacientes incluídos e não houve, portanto, o risco desse viés. Nossa resposta para a questão 3, portanto, é NÃO.

4. **Os métodos para realizar o teste foram descritos com detalhes suficientes para serem replicados?** Uma das características de um bom estudo científico é a possibilidade de ser replicado para avaliar se o mesmo resultado pode ser obtido em outras populações de interesse. Deve haver uma descrição detalhada da metodologia utilizada, dos aspectos pré-analíticos e outros detalhes que possam garantir não só a possibilidade de replicação, mas também para que um laboratório que esteja avaliando a implantação do exame em sua rotina, possa verificar qual foi a metodologia usada na realização do teste e os cuidados da coleta, armazenamento e transporte das amostras, por exemplo, no intuito de comparar com a sua realidade. Como já ressaltamos no capítulo da harmonização, principalmente em biomarcadores novos, como a calprotectina, pode haver baixa correlação entre resultados de métodos distintos. O estudo, portanto, está validando APENAS o método utilizado e inferir que os resultados possam ser similares para outras metodologias é temerário. No estudo em questão, os autores detalham com razoável precisão os procedimentos de coleta e transporte das amostras, bem como as metodologias aplicadas, inclusive com descrição dos fabricantes dos testes. A resposta, portanto, é SIM.

Cumprimos, então, a primeira etapa. Ao responder essas quatro perguntas realizamos a validação inicial do estudo em análise. Podemos partir para a segunda fase da avaliação crítica: **Quais são os resultados do estudo?** Nesta etapa temos de nos valer dos conhecimentos das medidas tradicionais de acurácia diagnóstica para buscar no texto do artigo os valores de sensibilidade, especificidade e razão de verossimilhança obtidos pelos pesquisadores. No caso em questão, nossa dúvida era a aplicação da calprotectina fecal em pacientes com diarreia crônica, no diagnóstico diferencial entre Doenças Inflamatórias Intestinais (DII) e Síndrome do Intestino Irritável (SII). O estudo comparou o desempenho do teste nesses dois grupos, com os seguintes resultados: na discriminação entre DII e SII a calprotectina fecal apresentou sensibilidade de 83% (identificando corretamente 53 dos 64 pacientes diagnosticados com alguma DII) e especificidade de 100% (nenhum dos 30 pacientes com SII tiveram calprotectina "positiva", ou seja, com valor superior ao ponto de corte). A razão de verossimilhança positiva neste caso é considerada infinita, pois o denominador ficaria igual a zero na fórmula. Lembrando que RV+ = S/1–E e a especificidade neste exemplo é 100% (ou 1). Se utilizarmos o Valor Preditivo Positivo, teremos 100% 53/53, ou seja, a probabilidade de um paciente com teste de calprotectina fecal alta ter alguma DII, baseado nesses dados é de 100%. A RV negativa pode ser calculada, e é de 0,17 (1-S/E = 17/100). Na prática, se após o exame clínico o médico considerar que há uma chance pré-teste de 60% do paciente ter uma DII (*odds* de 1,5), o novo *odds* após um resultado negativo de calprotectina negativa seria: 1,5 × 0,17 = 0,25, que em percentual seria 20%. Ou seja, um teste negativo reduz bastante a probabilidade pré-teste e um positivo confirma a DII, segundo os resultados obtidos neste estudo escolhido.

Cumprimos as duas primeiras etapas da análise crítica de um artigo científico: consideramos sua validade INTRÍNSECA e analisamos os resultados, sempre levando em conta a nossa pergunta clínica inicial, feita no formato PICO.

A última etapa, segundo o roteiro que estamos seguindo, foca na validade EXTRÍNSECA, ou aplicabilidade, e propõe a seguinte questão: **Os resultados deste exame serão úteis, na prática?**

Para responder essa questão teremos de observar, inicialmente, se o espectro dos pacientes estudados corresponde ao proposto na nossa pergunta clínica, ou seja, se o desempenho do teste foi avaliado em pacientes sintomáticos, referenciados a uma clínica especializada. Não podemos assumir que, quando usado como triagem ou na atenção primária, o exame possa ter o mesmo desempenho aqui encontrado. As mudanças na probabilidade pré-teste demonstradas nas razões de verossimilhança afetariam os procedimentos hoje aplicados? O método usado pelos pesquisadores é o mesmo que utilizaremos em nossos pacientes? Se não for, temos artigos comparando as metodologias? O exame é mais barato, menos invasivo e mais acessível que as opções atualmente utilizadas? Estas e outras questões pertinentes devem ser respondidas nesta última fase para termos uma posição baseada em evidências para recomendar, descartar ou recomendar com ressalvas a introdução do novo teste, conforme era a proposta da nossa questão clínica inicial.

Várias ferramentas de *checklist* estão disponíveis para auxiliar na avaliação crítica de estudos diagnósticos, como a QUADAS (http://www.bristol.ac.uk/population-health-sciences/projects/quadas ou a CASP (https://casp-uk.net/casp-tools-checklists/). Todas elas abrangem o escopo do artigo que utilizamos no nosso exemplo como um guia de avaliação crítica, ampliando as perguntas e tornando mais efetiva a tarefa. Utilizando qualquer uma delas, o profissional de laboratório desenvolverá a habilidade de extrair e analisar criteriosamente as informações da literatura científica, podendo detectar nos estudos fontes de possíveis vieses que vão comprometer a qualidade do estudo, que é, afinal, o objetivo central da avaliação crítica das evidências.

OS VIESES NOS ARTIGOS DE ACURÁCIA DIAGNÓSTICA

Quem trabalha em laboratório está acostumado a combater o desvio na exatidão de seus analitos, dentro dos programas de controle de qualidade. Se um valor medido se afasta sistematicamente do valor real temos um "bias", um viés. Nos estudos científicos, alguns erros nos procedimentos podem gerar esse desvio e os resultados ali relatados não serão aplicáveis, por estarem enviesados, subestimando ou superestimando-os em relação à realidade. Os questionários que fazem a avaliação crítica dos estudos, como o QUADAS, focam na identificação de potenciais fontes de vieses, embora outros erros, chamados aleatórios ou imprecisões, como os causados por equívocos metodológicos no delineamento da pesquisa ou no cálculo do tamanho da amostra, por exemplo, possam ocorrer e influenciar na validade dos resultados. [78]

Para os pesquisadores evitarem as armadilhas dos vieses, alguns *guidelines* que recomendam as melhores práticas na execução e no reporte de estudos diagnósticos podem ser utilizados, entre eles o STARD (https://www.equator-network.org/reporting-guidelines/stard/), talvez o mais conhecido. A seguir, apresentamos alguns dos principais desvios encontrados nos estudos diagnósticos:

1. **Viés de espectro:** ocorre quando os pacientes selecionados para o estudo não representam uma amostra da população a quem o teste se destina na prática. A observação dos critérios de inclusão e exclusão relatados no artigo pode revelar se há algum desvio na seleção. A origem dos pacientes participantes (atenção primária, emergência, referenciados a especialistas, internados) também deve ser observada. Lembramos, novamente, que a sensibilidade e a especificidade de um deste não são propriedades fixas, variando conforme o cenário clínico onde o teste for aplicado. Se a pesquisa utilizar indivíduos

com estágios avançados de uma determinada doença, comparando resultados obtidos em controles saudáveis (estudos de caso-controle) é provável que a acurácia encontrada esteja superestimada e, por conseguinte, o desempenho do teste não será tão bom na realidade. Todo bom estudo diagnóstico deve estar a serviço de uma boa questão clínica, estruturada no modelo PICO e a amostra de participantes da pesquisa deve estar de acordo com a pergunta que se pretende responder.

2. **Viés de classificação:** como os estudos de acurácia diagnóstica precisam gerar uma tabela 2 × 2, a correta classificação dos verdadeiros e falsos positivos e negativos dependem da escolha do teste de referência, ou padrão ouro. Há casos em que esta escolha não represente a melhor alternativa possível para o diagnóstico da condição ou doença que está sendo estudada. Por vezes, o melhor teste de referência pode ser muito caro ou muito invasivo e isso leva à opção por marcadores indiretos, como a ferritina substituindo a pesquisa de ferro na medula óssea nos estudos de novos biomarcadores para anemia ferropriva, por exemplo. Nestes casos, pode haver um erro na classificação dos participantes da pesquisa, o que levaria a uma subestimação da acurácia do teste índice.

3. **Viés de verificação parcial:** ocorre quando apenas uma parte da amostra do estudo é testada com o padrão ouro. Normalmente por motivos econômicos, os pesquisadores realizam o teste referência apenas naqueles em que o teste índice for positivo, o que, por razões óbvias, afeta a validade intrínseca do estudo.

4. **Viés de incorporação:** o teste índice, que está sob avaliação, é incorporado como parte dos critérios de definição do padrão ouro, o que leva a uma superestimação da acurácia, visto que o exame a ser avaliado também faz a identificação dos casos. Por exemplo, numa avaliação de um teste de troponina, os casos de infarto são definidos por alguns critérios que incluem o resultado de troponina sérica (medida por outra metodologia).

5. **Viés de interpretação de resultados:** diante de resultados inconclusivos do teste índice, a decisão de considerá-los como positivos ou negativos afeta a sensibilidade e/ou especificidade que será obtida no estudo. Reportar os testes inconclusivos em separado, definir com antecedência qual o ponto de corte a ser usado, no caso de testes quantitativos e informar os resultados de acurácia do teste utilizando pontos de corte diferentes podem ser alternativas para minimizar esse viés.

6. **Viés de progressão da doença:** caso transcorra muito tempo entre a aplicação dos testes índice e de referência, pode ter ocorrido uma progressão na doença dos indivíduos da amostra, o que também pode enviesar os resultados.

104 Parte II • Medicina laboratorial baseada em evidências

7. **Viés de publicação:** pode ocorrer em todos os tipos de estudos epidemiológicos e levam em conta a predileção dos periódicos em privilegiar a publicação de investigações com resultados positivos, em detrimento das demais. Este viés pode afetar de modo particular as revisões sistemáticas e as metanálises, pois os estudos com resultados desfavoráveis não estarão incluídos, por serem menos publicados.

REVISÕES SISTEMÁTICAS E METANÁLISES

"Os médicos são inúteis!" Essa frase dita em um campo de prisioneiros da Segunda Guerra por um oficial alemão ao jovem médico escocês Archie Cochrane ecoou em sua memória por muito tempo. À sua reação inicial de irritação, seguiu-se, com o passar do tempo, uma análise crítica da medicina que era praticada na época, até chegar à conclusão de que, afinal, o alemão poderia estar certo. Seu primeiro livro, publicado em 1971, "*Eficácia e Eficiência*", criticava o grande número de procedimentos médicos sem comprovação científica que eram aceitos na época. A escassez de recursos, argumentou, exige que os gastos em assistência à saúde ocorram em procedimentos validados por estudos científicos bem estruturados. Revolucionárias para a época, as teorias de Cochrane serviriam de alicerce para chegarmos à Medicina Baseada em Evidências. Sua obsessão em catalogar o conhecimento científico obtido por ensaios clínicos randomizados levou-o a emprestar seu nome, alguns anos após sua morte, à Colaboração Cochrane, entidade mundial sem fins lucrativos, cuja missão, segundo ela mesma, é "produzir resumos de evidências confiáveis, torná-los acessíveis a todos e advogar pelo seu uso." (https://www.cochrane.org/pt/evidence).

O trabalho da Cochrane e de outros órgãos de apoio à decisão médica foi fundamental para a melhora nos padrões de assistência à saúde no mundo todo. Hoje, a conclusão do oficial alemão sobre a inutilidade dos médicos não faz mais sentido, boa parte graças ao conhecimento científico avaliado, catalogado e aplicado em estabelecimentos de saúde no mundo todo. A informação é abundante para profissionais de todas as áreas. Basta um computador com acesso à internet para estarmos conectados com uma enxurrada de dados e textos sobre qualquer assunto. A quantidade, todavia, não significa qualidade. O mérito de organizações como a Colaboração Cochrane foi a de elaborar e divulgar maneiras de organizar e avaliar criticamente o melhor conhecimento possível sobre um determinado assunto, principalmente por meio de duas ferramentas essenciais: a revisão sistemática e a metanálise. Como afirma o seu próprio slogan: "Evidências confiáveis. Decisões bem informadas. Melhor saúde."

Sintetizar a literatura disponível sempre foi uma atraente maneira de tentar resolver questões médicas do dia a dia, embasando as decisões nas melhores evidências. São os chamados estudos secundários, cujo objetivo é o de compilar informações de estudos primários, realizados com indivíduos, na tentativa de responder a uma pergunta clínica. Como qualquer estudo, entretanto, uma revisão de literatura tem vieses que podem interferir nas suas conclusões. É preciso uma metodologia rigorosa na execução para que elas consigam realmente extrair dos dados primários as informações corretas e as evidências mais robustas. Quando esse reexame da literatura é realizado de maneira mais científica, com metodologia definida, seguindo padrões aceitos, temos o que chamamos de revisão sistemática, definida pela Cochrane como "um estudo secundário, cujo objetivo é reunir trabalhos semelhantes, publicados ou não, avaliando-os criticamente em sua metodologia e reunindo-os numa análise estatística, a metanálise, quando isto é possível." *(https://brazil.cochrane.org).*

A revisão sistemática, portanto, é o *design* e a metanálise a ferramenta estatística que pode, ou não, ser utilizada na revisão. O objetivo deste tipo de estudo é minimizar os vieses que possam existir nos trabalhos publicados sobre um determinado assunto, mediante análise crítica dos dados, geralmente seguindo roteiros predefinidos já validados, dependendo do tipo de estudo primário que esteja sendo compilado. Para quem quer praticar MBE, portanto, esta é uma ferramenta valiosa e indispensável, pois está ligada a uma das fases da prática baseada em evidências: a avaliação crítica da literatura.

Para entender como funciona uma revisão sistemática da Cochrane, vamos utilizar como exemplo a que avaliou a utilização de biomarcadores sanguíneos no diagnóstico da endometriose. [79] Como todo processo da MBE, a revisão sistemática começa com uma pergunta, que remete ao dilema clínico que se pretende responder e que serve de guia para a busca na literatura. No nosso exemplo, a pergunta é: Qual é a precisão dos testes sanguíneos para detectar a endometriose em mulheres em idade reprodutiva? Existe algum exame de sangue preciso o suficiente para substituir ou reduzir a necessidade de cirurgia para fazer o diagnóstico de endometriose? Trazendo a pergunta para o formato PICO teríamos:

P: Mulheres em idade reprodutiva com suspeita clínica de endometriose
I: Marcadores sanguíneos de endometriose
C: Laparoscopia
O: Diagnóstico acurado de endometriose

Observem que a pergunta também posiciona o teste índice (neste caso são vários testes avaliados) no caminho clínico do diagnóstico da doença. A revisão procura teste que possa substituir a metodologia atual (cirurgia) ou diminuir a necessidade de realização de intervenções cirúrgicas. Ou seja, busca-se substituir um método diagnóstico muito invasivo, ou ter uma alternativa de triagem para diminuir a necessidade dessa intervenção laparoscópica, a única maneira segura de confirmar a endometriose.

Após a elaboração da pergunta, é importante definir critérios de inclusão e exclusão dos estudos, ou seja, quais as características que devem ser buscadas para que a investigação seja incluída na revisão. No nosso exemplo, os autores detalham quais critérios foram utilizados:

1. **Em relação aos tipos de estudos**: foram incluídos estudos publicados e revisados por pares, podendo ser ensaios clínicos randomizados ou observacionais, estes podendo ser com um único critério de admissão no estudo (todos os participantes têm suspeita clínica de endometriose) ou dois (participantes com ou sem suspeita clínica que realizaram cirurgia abdominal). A coleta das amostras deve ter sido feita antes da cirurgia. Foram aceitos estudos em qualquer idioma, qualquer tipo de ambiente clínico e qualquer número de participantes. Foram excluídos descrição de casos, revisões sistemáticas ou narrativas, estudos retrospectivos ou aqueles que só publicaram resumos.

2. **Em relação aos participantes**: foram incluídas mulheres em idade reprodutiva com sintomas clínicos de endometriose que tenham feito tanto os testes índice quanto o de referência. Paciente com outras indicações cirúrgicas ginecológicas ou mesmo assintomáticas que tiveram achado incidental de endometriose também foram incluídas.

3. **Em relação aos testes índices**: foram aceitos estudos que avaliaram a acurácia de qualquer possível marcador sanguíneo de endometriose, isolado ou em conjunto. O desempenho do teste foi considerado alto, ao atingir a acurácia necessária para ser um teste substituto (sensibilidade de no mínimo de 94% e especificidade de no mínimo 79%) ou de triagem (sensibilidade mínima de 95% e especificidade de 50%, ou vice-versa), com uma margem de aceitação de 5% para cada uma das medidas.

4. **Sobre a condição alvo:** foram incluídas investigações que pesquisaram os três principais tipos de endometriose: superficial, ovariana e profunda. Foram excluídos estudos em que a endometriose não era o desfecho principal pesquisado e aqueles que selecionaram quem faria a cirurgia baseado no resultado do teste índice. Quando as amostras eram muito heterogêneas em relação aos estágios da doença, foram incluídos apenas os resultados do grupo em geral.

5. **O teste de referência**: o padrão ouro dos estudos analisados foi a visualização de endometriose em cirurgia (laparoscopia ou laparotomia), com ou sem confirmação histológica.

Essa seleção prévia é uma garantia de que o processo de escolha dos artigos já excluirá alguns estudos com vieses em potencial, mas depois da pesquisa e da organização dos dados coletados, a análise crítica se dará de maneira muito mais criteriosa, juntando a análise dos vieses com a aplicabilidade prática dos resultados na resposta à pergunta clínica que norteia a revisão. Existem ferramentas validadas para esta tarefa, sendo a mais utilizada a QUADAS 2, que pode ser acessada em www.quadas.org, e inclui uma série de perguntas que, ao serem respondidas, revelarão se o risco de viés é grande ou pequeno. Parte fundamental de uma boa revisão sistemática é o diagrama de fluxo que mostra de maneira visual o trabalho de seleção e análise dos artigos, dando uma visão geral do trabalho dos revisores, como o da Figura 26, que é o diagrama da nossa revisão sobre biomarcadores em endometriose.

O risco de vieses e a validação de aplicabilidade, obtidos após a análise crítica feita com o questionário QUADAS, também podem ser sintetizadas em gráficos, que mostram ao leitor a qualidade metodológica dos estudos incluídos na revisão, como vemos na Figura 27.

A análise estatística dos dados obtidos em uma revisão sistemática deve, preferencialmente, conter uma metanálise, técnica estatística que visa agrupar resultados obtidos por estudos similares em uma nova estimativa consolidada que, na teoria, tem um número (n) amostral maior e pode ter maior valor estatístico. Obviamente os estudos incluídos na metanálise devem ser selecionados e alguns cuidados devem ser tomados. No caso das revisões sistemáticas de acurácia de testes diagnósticos, a metanálise fornece um resumo dos resultados obtidos nos estudos incluídos, forne-

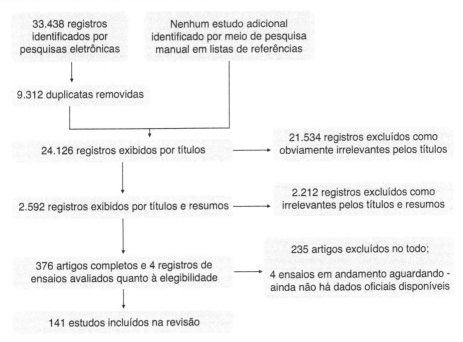

Figura 26 Diagrama de fluxo da revisão Cochrane sobre biomarcadores sanguíneos no diagnóstico da endometriose.[79]

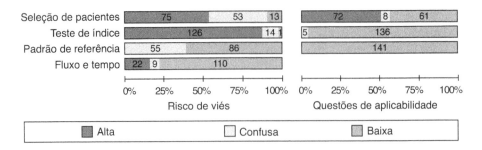

Figura 27 Risco de viés e limitações de aplicabilidade dos estudos incluídos na revisão Cochrane sobre biomarcadores sanguíneos de endometriose. [79]

cendo uma estimativa da acurácia média (sensibilidade e especificidade agrupadas, ou *pooled*) de um ou mais testes, a incerteza dessa estimativa e a variabilidade entre os estudos. [80]

Não pretendemos e nem temos qualificação para aprofundar discussões sobre as metodologias estatísticas das metanálises, entretanto, devemos saber que um dos principais complicadores para a sumarizar a análise estatística de testes de acurácia diagnóstica é a sua heterogeneidade. Para casos como estes os métodos de análise de efeitos randômicos devem ser usados. Estes métodos fornecem uma acurácia média do teste e descrevem a variabilidade da precisão entre os estudos. [80]

As fontes potenciais de heterogeneidade devem ser conhecidas dos revisores. No nosso exemplo, estas fontes incluem características dos participantes (idade, localização geográfica, estágio da doença) características dos testes índices (diferenças entre metodologias para o mesmo analito, pontos de corte escolhidos) e diferenças entre os delineamentos dos estudos incluídos. Análises qualitativas ou estatísticas devem ser feitas para que a heterogeneidade já esperada nesses tipos de investigações possa ser reduzida, o que contribuirá para resultados mais fidedignos com a realidade.

Nos casos de revisões que conseguiram incluir vários estudos pode haver o cálculo da sensibilidade e especificidade agregada, que, em tese, tem um valor maior do que cada resultado separado. A apresentação dos resultados das metanálises utiliza algumas formas gráficas que devemos conhecer:

1. ***Forest plots***: normalmente a apresentação escolhida para demonstrar o desempenho de cada um dos estudos é o gráfico *forest plot*, como o da Figura 28, que mostra o desempenho do CA-125 no diagnóstico da endometriose,

Podemos observar visualmente a diferença entre os valores de sensibilidade e especificidade de cada estudo, representado pelo quadrado nesse exemplo e o tamanho do intervalo de confiança, que mostra a heterogeneidade, representada pela linha

CA-125 (> 35 U/ml)

Study	TP	FP	FN	TN	cycle phase	area	stage	Sensitivity (95% CI)	Specificity (95% CI)
Barbati 1994	8	3	10	24	follicular	Europe	I-IV	0.44 [0.22, 0.69]	0.89 [0.71, 0.98]
Bilibio 2014	17	1	46	33	luteal	South America	I-IV	0.27 [0.17, 0.40]	0.97 [0.85, 1.00]
Chen 1998	80	3	51	21	menstrual	Asia	I-IV	0.61 [0.52, 0.69]	0.88 [0.68, 0.97]
Colacurci 1996a	8	2	10	20	follicular	Europe	I-IV	0.44 [0.22, 0.69]	0.91 [0.71, 0.99]
Fedele 1989	15	0	87	52	not specified	Europe	I-IV	0.15 [0.08, 0.23]	1.00 [0.93, 1.00]
Ferreira 1994	1	2	22	16	not specified	South America	I-IV	0.04 [0.00, 0.22]	0.89 [0.65, 0.99]
Franchi 1993	19	11	18	72	not specified	Europe	I-IV	0.51 [0.34, 0.68]	0.87 [0.78, 0.93]
Gagne 2003a	35	16	138	179	luteal	North America	I-IV	0.20 [0.15, 0.27]	0.92 [0.87, 0.95]
Hallamaa 2012	47	0	76	52	all phases	Europe	I-IV	0.38 [0.30, 0.47]	1.00 [0.93, 1.00]
Harada 2002	49	0	52	22	not specified	Asia	I-IV	0.49 [0.38, 0.59]	1.00 [0.85, 1.00]
Hornstein 1995	17	3	57	46	follicular	North America	I-IV	0.23 [0.14, 0.34]	0.94 [0.83, 0.99]
Kitawaki 2005	253	71	180	271	follicular or luteal	Asia	I-IV	0.58 [0.54, 0.63]	0.79 [0.75, 0.83]
Koninckx 1996	12	4	12	27	follicular	Europe	DIE/endometrioma	0.50 [0.29, 0.71]	0.87 [0.70, 0.96]
Kurdoglu 2009	58	2	43	24	not specified	Europe	I-IV	0.57 [0.47, 0.67]	0.92 [0.75, 0.99]
Lanzone 1991	43	5	38	33	luteal	Europe	I-IV	0.53 [0.42, 0.64]	0.87 [0.72, 0.96]
Maiorana 2007	48	1	23	16	follicular	Europe	I-IV	0.67 [0.54, 0.78]	0.94 [0.71, 1.00]
Martinez 2007	17	2	19	70	follicular	Europe	III-IV	0.47 [0.30, 0.65]	0.97 [0.90, 1.00]
Mohamed 2013	21	5	9	25	follicular	Middle East	III-IV	0.70 [0.51, 0.85]	0.83 [0.65, 0.94]
Molo 1994	0	1	19	15	follicular	North America	n/a	0.00 [0.00, 0.18]	0.94 [0.70, 1.00]
Muscatello 1992	43	5	38	33	luteal	Europe	I-IV	0.53 [0.42, 0.64]	0.87 [0.72, 0.96]
Patton 1986	5	5	32	71	not specified	North America	I-IV	0.14 [0.05, 0.29]	0.93 [0.85, 0.98]
Somigliana 2004	12	1	33	34	all phases	Europe	I-IV	0.27 [0.15, 0.42]	0.97 [0.85, 1.00]
Vigil 1999	20	1	25	2	not specified	South America	I-IV	0.44 [0.30, 0.60]	0.67 [0.09, 0.99]
Yang 1994	10	2	18	12	luteal	Asia	I-IV	0.36 [0.19, 0.56]	0.86 [0.57, 0.98]
Zeng 2005	16	4	20	18	follicular or luteal	Asia	I-IV	0.44 [0.28, 0.62]	0.82 [0.60, 0.95]

Figura 28 Exemplo de apresentação de dados de uma metanálise para avaliação de acurácia diagnóstica.[79]

horizontal. Um pequeno sumário de cada estudo também é incluído e, no caso de ser realizado o cálculo da sensibilidade e especificidade agrupada (ou *pooled* no inglês), ela será representada abaixo, na forma geométrica de um losango onde os vértices verticais representam o valor obtido e os vértices horizontais o intervalo de confiança da medida. O teste do qui-quadrado também pode ser expresso no gráfico, dando a dimensão da homogeneidade. O resultado desse recurso estatístico vai de 0 a 100 e quanto mais alto, maior a heterogeneidade.

2. ***Summary ROC plots*** (**SROC**): a curva ROC é familiar a todos que estudam sobre acurácia diagnóstica. No gráfico, que serve para definir pontos de corte e comparar desempenho diagnóstico de testes através da área abaixo da curva, são plotados os verdadeiros positivos (sensibilidade) e os falsos positivos (1-especificidade) de cada ponto de corte diferente estudado no artigo. Na SROC é utilizada a mesma configuração gráfica, mas cada ponto representa o par ordenado (sensibilidade, especificidade) de cada estudo, representado por figuras geométricas diferentes. Também são usados recursos para demonstrar a variabilidade de cada resultado e, no caso de ser realizada a metanálise, um ponto que representa os valores da acurácia agrupados (*pooled*) com o intervalo de confiança. Veja o exemplo da revisão sistemática que estamos analisando na Figura 29.

A simples inspeção visual da SROC já permite ao leitor uma avaliação da acurácia de cada estudo. Quanto mais alto e mais à esquerda o ponto estiver (assim como na ROC tradicional), melhor a capacidade do teste em discriminar doentes e sadios.

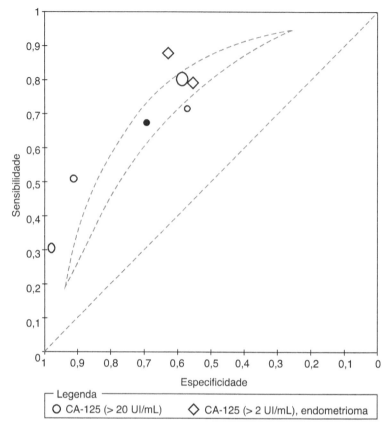

Figura 29 SROC que representa os estudos incluídos na revisão sistemática mostrando a acurácia diagnóstica do CA-125 no diagnóstico de endometriose. Cada ponto representa o par ordenado (sensibilidade, especificidade) de cada estudo, com símbolos diferentes para cada um; o tamanho do símbolo é proporcional ao "n" amostral. O círculo escuro representa o valor de sensibilidade e especificidade agrupado, obtido pela metanálise, com as linhas tracejadas em volta dele indicando o intervalo de confiança 95%. [80]

Neste caso específico pode-se avaliar que o desempenho do marcador estudado é apenas mediano.

A parte final da revisão sistemática são as conclusões. A resposta à pergunta inicial deve ser dada pelos revisores. No nosso exemplo, a conclusão é a seguinte: "Dos biomarcadores que foram avaliados em metanálises, nenhum atendeu de forma consistente os critérios necessários para se tornar um teste substituto ou de triagem diagnóstica. Um subconjunto de biomarcadores sanguíneos mostrou-se potencialmente útil para o diagnóstico da endometriose pélvica ou para diferenciar endometrioma ovariano de outras massas ovarianas benignas. Porém, a evidência é insuficiente para chegarmos a conclusões relevantes. No geral, nenhum dos biomarcadores teve precisão suficiente para ser utilizado fora do ambiente de pesquisa. A revisão também identificou biomarcadores sanguíneos que demonstraram não possuir nenhum valor diagnóstico para endometriose. Portanto, recomendamos que futuros investimentos sejam feitos na pesquisa de outros biomarcadores que sejam mais relevantes do ponto de vista clínico. "

A Colaboração Cochrane ainda inclui nas conclusões, as implicações da revisão para a prática clínica e para a pesquisa futura. O profissional que pratica a MBE aplicada ao laboratório pode usar a revisão sistemática para embasar a sua opinião junto aos clínicos que o questionam sobre a lacuna específica (a falta de um biomarcador não invasivo com acurácia suficiente para evitar procedimentos invasivos no diagnóstico da endometriose). Afirmar ao médico que não há exames úteis para este caso, conforme as conclusões da revisão estudada, embora possa parecer economicamente uma má ideia, é, na verdade, a reafirmação de que a prática baseada em evidências norteia seu trabalho, fato que passará a ser muito mais valorizado. Por outro lado, como deve fazer todo bom especialista, você pode continuar sua busca na literatura a partir das recomendações da revisão, principalmente quanto às opções que se mostraram mais promissoras (nesse caso específico foram dezenas de biomarcadores estudados e alguns demonstraram maior potencial), conforme relatado nas conclusões e implicações futuras da revisão sistemática. Trata-se, portanto, de um recurso fundamental para o laboratório moderno, baseado em evidências e para a prática do ciclo laboratorial completo (cérebro a cérebro), com as consequências refletidas no que chamamos de "hora da verdade", onde o médico, diante do paciente, tem de decidir qual exame solicitar ou como interpretar os resultados de um exame já solicitado e mudar (ou não) sua conduta.

O laudo laboratorial baseado em evidências

8

Tive experiência profissional também no ramo da gastronomia e, muitas vezes, a comparação entre o trabalho de um laboratório e de uma cozinha de restaurante me vem à lembrança. Aprendi que um bom *chef* de cozinha deve possuir muitas habilidades. Além da criatividade e do paladar aguçado para criar pratos combinando ingredientes, deve ter capacidade de organização e liderança de equipes e uma visão artística para a finalização dos pratos. Como todos sabem, comemos também com os olhos e a diferença para que o mesmo menu seja considerado apenas razoável ou ótimo pode ser a sua apresentação.

Comparando ao laboratório, a finalização do prato, a meu ver, é a elaboração do laudo. Nosso negócio é informação e nosso produto é o laudo. Foi para gerar os números e dados nele contidos que todo o esforço foi despendido por todo o time. É a hora da cereja no bolo. Se a proposta é trabalhar com Medicina Laboratorial Baseada em Evidências (MLBE), essa filosofia de trabalho deve estar obrigatoriamente expressa no laudo. O resultado será um produto que, além de números, unidades e valores de referência, terá muita informação e, consequentemente, mais valor agregado.

Qual a importância da melhoria do laudo, na prática? Em 2006 foi publicado um estudo muito interessante analisando erros e atrasos diagnósticos em um cenário ambulatorial.[81] Avaliando reclamações de clientes de quatro companhias seguradoras americanas, os autores identificaram 181 queixas que resultaram em danos aos pacientes (em 30% deles houve morte). A maioria (61%) das reclamações foi relacionada a diagnóstico de câncer e em 55% das vezes a causa identificada do erro foi a falha em solicitar o teste correto. A explicação mais comum para essa lacuna na solicitação era de que o médico não tinha conhecimento adequado sobre o melhor teste naquela circunstância clínica. Dentre as várias observações dos pesquisadores, na discussão dos resultados, destaca-se uma: confiar apenas no conhecimento e na memória dos médicos para garantir que o teste correto seja solicitado é arriscado.

Uma pesquisa com mais de 1.000 médicos generalistas e de família americanos, em 2011, mostrou que, apesar de solicitar exames em 31% das consultas, em 15% das vezes os clínicos tinham dúvidas em relação a qual teste solicitar e em 8% das vezes incerteza em como interpretar corretamente o resultado. Embora considerassem útil conversar com o responsável pelo laboratório em caso de dúvidas na avaliação do exame, apenas 6% dos médicos pesquisados costumavam fazê-lo regularmente.[82]

Os laudos de exames de imagem são redigidos por profissionais médicos e contêm comentários interpretativos. Os resultados laboratoriais, na nossa realidade, são gerados e liberados na maioria das vezes por profissionais não médicos e raramente contêm observações que auxiliem a interpretação. Há uma barreira que impede essa comunicação? A meu ver, sim. Como farmacêutico bioquímico e analista clínico convivo com relatos de dificuldade em conversar com os médicos ou acrescentar comentários em laudos. Por outro lado, pode haver certo preconceito (mesmo que velado) da parte dos clínicos em buscar contato com o responsável pelo laboratório para auxiliar na interpretação de resultados. Mais acostumados a trabalhar em equipes multidisciplinares e em discussão de casos, os profissionais que se graduaram mais recentemente em medicina têm mais facilidade e naturalidade para esse diálogo. O que ninguém tem dúvida é que essa falta de comunicação é danosa ao processo diagnóstico e pode afetar a qualidade do cuidado com a saúde do paciente, como atestam as conclusões das duas pesquisas relatadas acima.

A relação do médico solicitante com o profissional responsável pelo laboratório pode ser facilitada em alguns cenários, como no ambiente hospitalar, por exemplo. Mesmo assim, baseado na realidade que acompanhei, a quantidade e a qualidade desses contatos são geralmente muito inferiores ao necessário. A melhor forma de comunicação que dispomos, a meu ver, é o próprio laudo. Há muita informação que deve ser repassada no relato de um resultado, iniciando pelo valor de referência validado na sua população, adequado ao método utilizado e atualizado pelas mais recentes diretrizes internacionais, no caso de usarmos limites de decisão clínicas. Mas não é só isso. A descrição correta da metodologia, indicada para auxiliar a comparação entre resultados feitos em serviços distintos; observações sobre medicações potencialmente interferentes; alerta sobre a variabilidade biológica e analítica (que pode ser resumida no *Reference Change Value* [RCV]), para melhorar o acompanhamento seriado de um mesmo parâmetro; comentários sobre possíveis variáveis pré-analíticas que possam interferir na interpretação, enfim, o laudo laboratorial pode e deve ser uma ferramenta em que, baseado nas melhores evidências, o responsável pela análise repassa informações que possam melhorar a interpretação do resultado, inclusive com a sugestão de exames adicionais.

Essa melhoria no laudo pode ser o início da aplicação do ciclo cérebro a cérebro, na prática do laboratório. Com informações relevantes em seus laudos é possível aumentar o efeito daquele resultado nas decisões do médico e, ainda, fornecer subsídios para as próximas solicitações de exames. Hoje já há uma grande preocupação em colocar observações para atender legislações ou prevenir ações judiciais. O mesmo cuidado deveria existir em relação a comentários que tenham impacto clínico, como comunicar a sensibilidade e a especificidade do exame em questão para o diagnóstico de uma determinada doença, por exemplo. É possível que, ao descrever as limitações do exame ao reportar o resultado para o médico, o laboratório já esteja também atuando para prevenção de demandas judiciais de pacientes que se julguem prejudicados por um eventual falso resultado. É preciso, porém, um equilíbrio para que, no limite, o laudo não se torne um emaranhado de observações em letras miúdas que causam mais confusão do que esclarecimento.

O ponto de partida para a melhoria da comunicação do resultado baseado em evidências é o conhecimento da realidade do "outro lado". Antes de tudo, é preciso conhecer tanto as lacunas quanto as alternativas diagnósticas que não estão sendo utilizadas com a frequência desejável ou, ao contrário, empregadas em excesso. Utilizando um jargão do *marketing*, é preciso "conhecer as necessidades do cliente". Como especialista em exames de laboratório, o analista clínico deve inteirar-se das particularidades da utilização prática dos testes pelos médicos. Alguns exemplos são retratados neste livro, como a necessidade de um marcador não invasivo para o diagnóstico da endometriose, abordado no capítulo anterior, ou a utilização mais ampliada da sorologia para doença celíaca, descrita em um dos casos práticos, no final do livro. Ao compreender o papel atual e futuro que os exames laboratoriais podem desempenhar, o especialista em medicina laboratorial pode elaborar observações e comentários que ressaltam os pontos fracos e fortes de cada teste. Ao citar, por exemplo, no laudo de transaminases, a recomendação da mais recente diretriz sobre doença celíaca, sugerindo a realização da antitransglutaminase IgA em pacientes com elevações dessas enzimas sem causa aparente, agrega-se uma informação valiosa que pode ser desconhecida de um médico não especialista da área. Sugerir estratégias de confirmações em testes sorológicos com resultados "indeterminados", indicar dosagens complementares para confirmação de deficiência de vitamina B12 em casos duvidosos, enfim, há inúmeras situações em que as melhores práticas recomendam algoritmos ou exames confirmatórios e essa informação deve ser relembrada no laudo. Os comentários devem ser concisos e baseados em evidências, inclusive com referências. Como não se sabe, na maioria das vezes, qual o cenário clínico completo de cada paciente, a seleção das observações pertinentes a cada resultado deve ser criteriosa para evitar danos. Casos mais específicos e graves, obviamente, serão tratados pessoalmente entre o analista responsável e o clínico solicitante. Essas recomendações servem como "lembretes" de possíveis limitações do teste, novas aplicações ou advertências sobre interferentes, exames confirmatórios sugeridos em caso de resultados limítrofes, enfim, informações que ajudem na interpretação do teste, tentando cumprir a última etapa do ciclo cérebro a cérebro que prevê que o resultado laboratorial seja adequadamente avaliado e interpretado, gerando ações sequenciais benéficas ao paciente.

O LAUDO LABORATORIAL AFETA A CONDUTA MÉDICA?

A maneira com que os resultados laboratoriais são reportados afetam as condutas médicas? Quando estavam sendo implantadas as diretrizes do National Cholesterol Education Program (NCEP) nos Estados Unidos, foram revisados 512 registros médicos selecionados aleatoriamente por 30 meses após a publicação das recomendações. Vários tipos de laboratórios foram usados pelos pacientes estudados, tanto particulares, quanto públicos, hospitalares e ambulatoriais. Foram criados dois grupos: os indivíduos que fizeram exames em laboratórios que reportavam o valor de referência para colesterol como menor do que 200 mg/dL e os que utilizaram serviços que informaram em seus laudos o limite de 240 mg/dL como o valor desejável para colesterol. Os dois grupos tinham características demográficas similares. Foram identificados no grupo 1 (aqueles cujo laboratório utilizava valor de referência mais baixo) 61 pacientes com valores considerados limítrofes ou elevados segundo as diretrizes. Neste grupo, 35 receberam tratamento e 30 tiveram o perfil lipídico completo solicitado como complemento. No grupo em que o limite de normalidade era maior (240 mg/dL), de 65 indivíduos selecionados como passíveis de abordagem e seguimento, 21 tiveram dieta recomendada e para apenas 17 deles foram solicitados exames complementares. [83]

Como temos assinalado em vários momentos deste livro, o responsável técnico por um serviço de análises clínicas não pode desconhecer que o seu laudo vai gerar uma reação no clínico que o interpreta. Não basta que o resultado esteja exato e preciso, é preciso cercar a informação numérica de dados adicionais que garantam a interpretação correta e o melhor desfecho para o paciente. No exemplo ilustrado acima, os indivíduos que fizeram seu exame em um laboratório com o valor de referência mais apropriado tiveram maior chance de receber tratamento e seguimento. Resultados similares foram obtidos em um experimento canadense, que agregou o cálculo do escore de risco do paciente ao laudo do perfil lipídico. [84]

Como sabemos, o colesterol sérico elevado é fator de risco para doenças graves e potencialmente fatais. A maneira de reportar esse parâmetro laboratorial (e muitos outros) influencia as decisões do clínico. Essa é a responsabilidade de quem produz um laudo e ela vai muito além de simplesmente copiar o resultado numérico obtido no equipamento, por mais exato e preciso que ele seja. Embora certamente ajude, escolher o valor de referência mais adequado à população que atua ou o limite de decisão clínica atualizado segundo as últimas diretrizes das sociedades científicas, não é suficiente para atingir a meta de que o resultado do exame laboratorial seja avaliado corretamente. Há uma percepção de que todos os participantes do processo supervalorizam a capacidade dos testes diagnósticos e este é um tema difícil de ser abordado. O temor de quem trabalha em análises clínicas é que esse assunto pode acabar reduzindo a importância de seu trabalho. É um paradigma que precisamos superar. Os exames de laboratório não serão desvalorizados se melhorarmos a sua utilização, ao contrário, o uso racional dos recursos diagnósticos é fundamental para a sobrevivência do sistema de saúde, sufocado pelo alto custo e que, no Brasil, por exemplo, consegue desagradar a todas as partes (prestadores, compradores e usuários). Enquanto avançam as iniciativas que querem popularizar os testes rápidos, ofertando uma variedade cada vez maior de opções em farmácias ou outros estabelecimentos, cabe aos especialistas em exames laboratoriais mostrar que o que precisamos não é testar mais, mas sim melhor. O exame preferível não é o mais rápido nem o mais barato, e sim aquele solicitado na hora correta, realizado com precisão e exatidão e reportado com informação agregada para ser bem interpretado, gerando uma sequência de ações que garantirão o melhor desfecho possível ao paciente.

Utilizar comentários interpretativos tem sido uma alternativa frequente para os laboratórios que desejam aprimorar a assertividade de seus laudos. Alguns autores chamam essa fase de pós-pós-analítica e, no ciclo completo cérebro a cérebro, ela seria a última etapa de um exame laboratorial. Todos sabemos que erros nesse momento podem colocar a perder todo o trabalho já realizado. De nada adianta um exame correto se ele não for bem avaliado e interpretado. A responsabilidade não pode ser somente do clínico. O laboratório tem de identificar possíveis fontes de erros dessa fase e garantir a melhor utilização do exame, colocando observações relevantes que relembrem ou comuniquem ao clínico características relevantes do teste que possam lhe auxiliar na interpretação e nas decisões futuras.

Sempre que possível, esses comentários devem ser personalizados, baseados em resultados anteriores ou em dados epidemiológicos do paciente. Simplesmente colocar a observação "hipercolesterolemia" em um resultado elevado de colesterol LDL, por exemplo, tem pouca ou nenhuma utilidade clínica. Cientes da relevância desse tema, alguns hospitais americanos criaram times especializados no pós-pós-analítico, investindo em comentários personalizados e nos chamados testes reflexos, realizados automaticamente em caso de algum resultado estar alterado dentro de parâmetros predefinidos. Um exemplo é o de quantificar T4 livre nas amostras de pacientes com TSH maior do que 5,0 mUI/mL, independentemente da solicitação do clínico. [85]

Para serviços localizados fora de hospitais a sugestão de testes reflexos pode ser implantada, mediante conversas com o médico solicitante ou com sugestões expressas no laudo, quando o contato pessoal for impossível. Na nossa experiência, a recomendação da eletroforese de hemoglobina no caso de hemogramas sugestivos de traço talassêmico ou da avidez de IgG em sorologias com resultado indeterminado de toxoplasmose são alguns exemplos de situações em que a interferência do laboratório melhora o desfecho clínico, evitando tratamentos ou procedimentos desnecessários para o paciente. Embora possa parecer repetitivo para alguns médicos que já optariam pelas condutas sugeridas independente da recomendação, em um número apreciável de casos a observação no laudo ou o telefonema muda a avaliação original do clínico solicitante e melhora a sua percepção em relação ao laboratório. Tornar o laudo mais assertivo, adicionando informações relevantes sobre a interpretação de resultados tem sido bem aceito por médicos, conforme alguns estudos demonstram. Os clínicos reconhecem que há diminuição do tempo e melhora no processo diagnóstico. [86, 87]

No Brasil, há a dificuldade adicional de que a maioria dos responsáveis pelos laboratórios não são médicos e esse fato pode gerar algum ruído na comunicação. O conhecimento mais aprofundado por parte de quem trabalha na área diagnóstica das dificuldades e lacunas dos clínicos que utilizam seus exames e o emprego das observações e sugestões nos laudos baseadas em evidências diminui essa dificuldade. A escolha dos comentários deve ser criteriosa para evitar que o efeito desejado não seja alcançado. O laboratório tem poucas informações de seus pacientes, e é estritamente baseados nos achados do exame em questão, de resultados anteriores e dos poucos dados epidemiológicos que devemos montar as observações, de preferência individualizadas e embasadas em evidências científicas robustas. Não podemos perder de vista, no processo, a razão pela qual está se acrescentando informações ao laudo: auxiliar na correta interpretação e melhorar os desfechos de saúde dos pacientes e, portanto, avaliações periódicas desses procedimentos devem ser realizadas. Um estudo do Reino Unido demonstrou que a observação: "TSH elevado sugerindo falha na reposição de tiroxina, desde que a dosagem do medicamento não tenha sido alterada nas últimas oito semanas" adicionada a todos os resultados de TSH acima do limite de referência de pacientes que estavam fazendo reposição de tiroxina melhorou os desfechos, com redução constante do número de indivíduos com suspeita de falha na reposição. [88] Existem indicativos, portanto, que tanto a utilização de valores de referência mais restritivos, desde que recomendados por diretrizes, quanto a escolha cuidadosa de situações clínicas em que os comentários interpretativos possam colaborar com a decisão clínica, causam impacto positivo na saúde dos pacientes e devem continuar a ser implementados e otimizados.

Reportar a acurácia, através da Razão de Verossimilhança, no caso de exames diagnósticos, ou a diferença significativa (*Reference Change Value*) nas situações de monitoramento são iniciativas que igualmente podem auxiliar o clínico a tomar a decisão correta e também precisam ser consideradas. Os profissionais devem estar preparados para discutir esses temas, que podem ser, a princípio, pouco atraentes comercialmente, mas são sem dúvida relevantes para a melhor utilização possível de nossos serviços. Estudar epidemiologia clínica, entender o raciocínio diagnóstico bayesiano, compreender qual o papel de cada exame nos caminhos clínicos e algoritmos diagnósticos e buscar evidências para suprir as lacunas ainda existentes são tarefas com as quais o especialista em laboratório clínico deve lidar no seu dia a dia. Agregar as informações relevantes aos laudos sem torná-los uma bula cansativa e criar ferramentas de comunicação com os médicos que utilizam os serviços para discussões sobre a melhor aplicabilidade de cada exame são apenas algumas ideias de como praticar a Medicina Laboratorial Baseada em Evidências no dia a dia.

PARTE

Casos práticos

PSA: um exame à procura de um valor de referência?

1

Para auxiliar o entendimento das diferenças entre os valores de referência tradicionais e os limites de decisão clínicos podemos analisar o caso do PSA (antígeno prostático específico), que serve como ilustração prática do tema. Para melhor aproveitamento, o leitor deve revisar os conceitos sobre tipos de estudos epidemiológicos, brevemente abordados no Capítulo 5.

O antígeno prostático específico (PSA) medido no sangue causou uma revolução na prevenção do câncer de próstata. Nos anos 1980, início da utilização rotineira desse teste, utilizou-se o ponto de corte de 4,0 ng/mL como discriminador de teste positivo ou negativo. Esse valor de referência inicial baseou-se principalmente nas bulas dos fabricantes de reagentes. Na do reagente da Abbott/Architect, por exemplo, é citado um estudo com 466 homens aparentemente saudáveis, sendo que em 95,5% deles o valor do PSA total ficava abaixo de 4,0 ng/mL. Este intervalo de referência obtido pelos fabricantes e aceito por alguns consensos no início da utilização do teste no dia a dia logo revelou ter limitações. Estudos epidemiológicos robustos como o conduzido por pesquisadores da Universidade de Colorado [89] analisaram milhares de pacientes que haviam se submetido ao exame de PSA como teste de triagem e foram acompanhados no período de 1992 a 1995. Comparando os resultados do teste de sangue com mais de 4 mil biópsias, a sensibilidade e a especificidade do PSA na detecção de câncer foram de 35% e 61%, respectivamente.

O valor de referência obtido de maneira tradicional, através da análise de uma amostra de indivíduos "saudáveis" demonstrou-se ineficaz, na prática, como atestam vários outros estudos realizados com o mesmo objetivo. Na verdade, muitos homens com hiperplasia benigna da próstata apresentavam elevação do PSA sérico e muitos casos de câncer prostático eram diagnosticados em pacientes com o PSA normal.

Quem acompanhou esse período inicial da implantação do exame vai recordar que, desde lá, começaram as tentativas de melhorar a aplicabilidade do teste, agregando o ultrassom, em busca da densidade prostática, medindo a fração livre do PSA ou o PSA complexado, além de recomendações de uso de valores de referência ajustados à idade. Esta última iniciativa demonstra como fracionar e/ou selecionar melhor a amostra de referência pode melhorar o desempenho diagnóstico de um teste. No estudo mais famoso,[90] mais de 400 homens com ultrassom e exame de toque retal normais tiveram o PSA medido e os valores de referência de faixas etárias diferentes foram determinados. Com o aumento proposto do limite superior de referência proporcional à idade, houve aumento na especificidade, sendo que na faixa etária acima de 60 anos inúmeros exames complementares e biópsias desnecessárias poderiam ser evitados. A polêmica sobre o melhor ponto de corte para o PSA, no entanto, estava longe de acabar, demonstrando como pode ser complexo o estabelecimento de um valor de referência.

Em busca de mais respostas, outro estudo epidemiológico avaliou o desempenho diagnóstico de vários pontos de corte[91], foram mais de 6.000 indivíduos e mais de 1.000 biópsias estudados, determinando a sensibilidade e a especificidade de vários limites de referência, comparando-os. A redução do ponto de corte de 4,0 para 3,5 em homens de 50-59 anos, ao mesmo tempo em que poderia diminuir em 45% o número de biópsias, também detectaria 15% a mais de casos de câncer. Ao aumentar o ponto de corte de 4,0 para 4,5 haveria 15% a menos biópsias e 8% a menos de detecção de câncer. Os autores terminam por sugerir a manutenção do ponto de corte de 4,0 como mais adequado.

O consenso ainda não chegou, com sociedades médicas advogando a favor e contra o uso do PSA como *screening* e, nos casos em que a triagem de assintomáticos é recomendada, não há acordo sobre o melhor ponto de corte. Acrescente-se, ainda, a possibilidade de um número apreciável de tumores serem indolentes e não levarem a risco de morte e temos o cenário completo (no Capítulo 6 falamos mais de sobrediagnóstico).

Quando analisamos os tipos de delineamentos de estudos epidemiológicos e sua aplicação na avaliação crítica de testes diagnósticos, ressaltamos a superioridade dos estudos clínicos randomizados como os mais poderosos, na busca de informações fidedignas para a prática médica. Eles acompanham tanto indivíduos que se submeteram a uma determinada intervenção (medicamento ou exame, por exemplo) quanto os que não se submeteram (usaram placebo ou não fizeram o exame) e analisam a quantidade de desfechos ocorridos em cada "braço" do experimento. No caso específico do PSA um dos estudos mais robustos realizados foi o European Randomized Study of Screening for Prostate Cancer (ERSPC).[92] Mais de 180 mil homens entre 50 e 74 anos foram aleatoriamente incluídos em um grupo intervenção, sendo submetidos a teste de PSA em média uma vez a cada quatro anos e em um grupo-controle que não realizou exame de triagem. Os pontos de corte utilizados variaram de país a país, mas ficaram entre 3,0 ng/mL e 4,0 ng/mL, com algumas diferenças entre os encaminhamentos de pacientes com resultados limítrofes. Durante um acompanhamento médio de nove anos, a incidência cumulativa de câncer de próstata foi de 8,2% no grupo de triagem e 4,8% no grupo de controle, demonstrando a utilidade do *screening*. Houve uma redução relativa de 20% na mortalidade pela doença no grupo que fez o exame. Esse benefício, entretanto, foi acompanhado de alto risco de sobrediagnósticos. Para se evitar uma morte por câncer de próstata, mais de 1.000 homens teriam de realizar o exame e 48 serem tratados, com possíveis efeitos adversos importantes. A identificação de quais os casos de câncer detectados na triagem são mais agressivos é o ponto-chave para que os programas de *screening* com PSA sejam mais efetivos. Uma revisão sistemática da Cochrane não encontrou relação entre a triagem de assintomáticos com o marcador e a redução do risco de câncer. O único estudo randomizado que obteve resultados satisfatórios foi o descrito acima (ERSPC), os demais não demonstraram benefício na realização do exame. A boa notícia para o biomarcador sanguíneo é que ele parece ser mais útil para identificar os tumores de evolução mais rápida do que o toque retal, o outro teste utilizado em triagem de assintomáticos. O número de cânceres clinicamente significativos encontrados pelo toque retal em indivíduos com PSA menor do que 3,0 ng/mL é muito pequeno, algo em torno de 0,2% dos indivíduos rastreados. [93] Um estudo sueco (*Malmo Preventive Medicine*) propôs que uma única medida do PSA total, realizada na faixa etária entre 44 e 50 anos, pode predizer o risco futuro de câncer de próstata. Segundo os resultados, níveis de PSA abaixo de 0,5 ng/mL nesses indivíduos indicam um risco futuro bem abaixo da média populacional. Se o resultado do exame de PSA obtido nessa faixa etária for entre 2,0 e 3,0 (valores muitas vezes incluídos dentro do intervalo de referência) a chance de câncer de próstata é 19,5 vezes maior. [94]

O *Prostate Cancer Prevention Trial* foi um grande estudo clínico randomizado que avaliou a eficácia da finasterida na prevenção do Ca de próstata. Foram incluídos no estudo mais de 18.000 homens com idades superiores a 55 anos, que supostamente não tinham a doença no início do estudo (toque retal normal e PSA menor do que 3,0 ng/mL). Os participantes que receberam finasterida tiveram 25% a menos de chance de desenvolver câncer na próstata do que o grupo placebo. Um achado adicional do estudo, entretanto, é o que nos interessa mais, visto que, no final do estudo, estava prevista uma biópsia. Aproximadamente 15% dos participantes do grupo placebo (que tinham PSA abaixo de 4,0 ng/mL) foram diagnosticados com câncer. A maioria dos casos era de tumores de baixo grau, indolentes, mas aproximadamente 15% dos casos de câncer desse grupo (2,3% dos participantes do grupo placebo) tiveram na sua biópsia a detecção de tumores com grau 7 ou mais (considerados agressivos).

Analisando a distribuição dos valores de PSA entre os casos com biópsias positivas e negativas, os pesquisadores encontraram sobreposição dos níveis do marcador entre os diversos grupos, embora o risco de tumores de maior grau fosse proporcional ao nível sérico de PSA, conforme demonstrado na Figura 30. [95]

Parece não haver valor seguro nem para o limite inferior (muitos homens com PSA baixo podem ter câncer), tampouco para o superior (muitos com PSA elevado não têm a doença ou se tiverem será indolente). Pressionado pela falta de sensibilidade e especificidade e necessitando ser avaliado em conjunto com o risco individual, a velocidade no seu aumento anual, o toque retal, entre outras variáveis, o PSA ainda procura seu ponto de corte ideal e é um caso prático que ilustra as dificuldades (que não são exclusivas desse teste) em estabelecer o chamado intervalo de referência, muito valorizado pela maioria dos clínicos e pelos pacientes, mas que está longe de ser, em muitos casos, uma informação fidedigna.

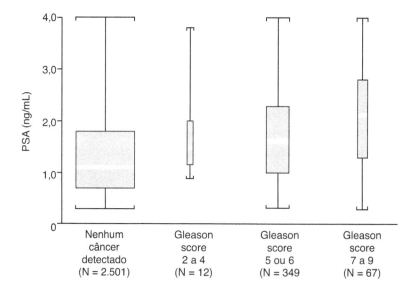

Figura 30 Entre os participantes do grupo placebo do PCPT trial, todos com PSA abaixo de 4,0 ng/mL, a ocorrência de câncer de próstata e o grau de agressividade (Gleason score) não puderam ser previstos com segurança utilizando apenas o marcador laboratorial. [95]

Fator antinúcleo. um bom teste mal utilizado?

2

Quando comecei a trabalhar em laboratório clínico era comum a solicitação das chamadas "provas reumáticas" para pacientes com queixas genéricas de dores nas articulações. A combinação de três testes (Antiestreptolisina O, Fator Reumatoide e Proteína C Reativa) era um recurso utilizado pelos clínicos (na época eram raros os reumatologistas no interior do país), na tentativa de acertar algum diagnóstico ou de excluir alguma doença autoimune. Pouco provável que esse "combo" tenha sido realmente útil, ainda mais considerando que, naquelas priscas eras, os testes eram semiquantitativos, feitos na técnica de aglutinação. Era a "tempestade perfeita", testes com limitações analíticas indicados em situações com baixa probabilidade pré-teste. Agora, a realidade com certeza é outra. Temos máquinas poderosas realizando exames mais acurados e clínicos mais preparados. Os erros induzidos pelos falsos resultados de exames devem ser muito mais raros. Será mesmo? Considerando o ciclo laboratorial expandido, também chamado de "cérebro a cérebro", passamos a perceber que a trajetória de um diagnóstico bem-sucedido começa na hora da solicitação e finaliza na hora em que o resultado está na mão do médico, e este em frente ao paciente. Esses dois momentos cruciais, as chamadas "horas da verdade", ocorrem longe do alcance do analista clínico e, embora tudo possa ser feito corretamente dentro do laboratório, erros cometidos nesses dois momentos, comprometerão o desfecho esperado. Em pacientes com suspeita de doença autoimune, por exemplo, as relações entre os sintomas e os achados imunológicos, como a presença de anticorpos antinucleares, é intrincada e pode levar a muitos falsos diagnósticos, mesmo em exames corretamente realizados. [96]

Paul Epner, recentemente falecido, médico fundador da Society to Improve Diagnosis in Medicine(SIDM), elaborou uma lista com as cinco causas de erros diagnósticos relacionados a testes: [97]

1. Um teste inapropriado é solicitado.
2. Um teste apropriado não é solicitado.
3. Um resultado correto de um teste é mal aplicado.
4. Um teste apropriado é solicitado, mas há um atraso em alguma etapa do processo.
5. Um resultado de um teste corretamente solicitado está errado.

Se considerarmos o ciclo laboratorial tradicional, no qual o início do trabalho é a coleta do material biológico e o final é a elaboração do laudo, podemos afirmar que pelo menos as duas primeiras fontes de erros não serão alcançadas, embora afetem a qualidade do produto (exame de laboratório). Ignorar este fato seria agir como um cozinheiro que cuida do seu trabalho apenas de dentro de sua cozinha, esquecendo que o seu sucesso depende de situações que estão acontecendo lá fora, na compra dos ingredientes ou na mesa dos clientes, por exemplo. Na visão mais ampla, que defendemos neste livro, não basta dar de ombros e continuar a realizar exames cada vez mais precisos e exatos sem melhorar a qualidade das solicitações e da interpretação. O segredo é a comunicação entre quem solicita o exame e quem o realiza, e a linguagem adequada para esse diálogo é a da medicina baseada em evidências.

Voltemos ao caso das provas reumáticas, pois pretendemos abordar a má utilização de um teste muito comum, chamado no Brasil de Fator Antinúcleo, mas que, na verdade, deve ser referenciado pelo seu nome correto: Anticorpos Antinucleares (ANA). Vamos às evidências, utilizando para tanto uma revisão de literatura realizada por membros do comitê de *guidelines* de testes imunológicos do Colégio Americano de Reumatologia. [98]

O teste de anticorpos antinucleares pode ser utilizado no diagnóstico de várias doenças reumáticas, principalmente no Lúpus Eritematoso Sistêmico (LES). A revisão encontrou um valor médio de sensibilidade e especificidade de 93% e 57%, respectivamente, no diagnóstico de LES. Como seria o desempenho deste teste em uma população oligossintomática, com sintomas inespecíficos? A prevalência do LES é estimada em 50 casos por 100.000 pessoas. O que isso significa na prática? Se submetermos 10 mil pessoas ao teste de anticorpos antinucleares conseguiremos identificar a maioria dos casos corretamente (cinco verdadeiros positivos), mas, ao mesmo tempo, teríamos uma legião de quase 4.300 pessoas com testes positivos sem ter a doença (é um teste pouco específico). Não há justificativa, portanto, para solicitar tal exame em pacientes sem sintomas. E, em caso de haver a solicitação, o único resultado com acurácia seria um negativo, que praticamente descarta a doença. Solicitar anticorpos antinucleares, portanto, em um cenário de baixa probabilidade pré-teste trará somente uma certeza: a maioria dos pacientes com teste positivo não terá Lúpus. O objetivo inicial de solicitar o teste para descartar alguma doença autoimune poderá ser atrapalhado por um resultado positivo. O que farão estes clínicos com os indivíduos que não têm a doença, mas estão com o exame "alterado"? Novos exames, talvez um diagnóstico errado, tratamentos desnecessários, sem falar de ansiedade e estresse. Mesmo quando consideramos todas as doenças reumáticas que podem ser identificadas pela pesquisa de anticorpos antinucleares (e são muitas) ainda restam em torno de 20% de indivíduos sem doença alguma com o resultado positivo. A iniciativa "*Choosing Wisely*" que atua em vários países, inclusive no Brasil, em consonância com as evidências aqui apresentadas, já tem uma recomendação de não solicitação desse exame em pacientes com sintomas inespecíficos, no Canadá e na Austrália. As diretrizes do Colégio Americano de Reumatologia alertam que a alta taxa de falsos positivos limita a utilização do teste como triagem para doenças reumáticas. Em um estudo retrospectivo analisando as solicitações de ANA em pacientes atendidos no Hospital Universitário St Peters em New Jersey, nos Estados Unidos, pesquisadores determinaram que na maioria das vezes a solicitação desse exame estava em desacordo com as recomendações de sociedades científicas, conforme vemos no Quadro 4. [99]

A pergunta final seria: como a prática laboratorial baseada em evidências pode auxiliar numa situação como a descrita acima? A resposta seria: atuando nas duas fases do ciclo que estão fora do laboratório e criando maneiras de orientar a correta solicitação de testes com pouca especificidade (como os anticorpos antinucleares) em situações de baixa probabilidade pré-teste, mediante interações com clínicos e comentários interpretativos nos laudos. A simples colocação no laudo da recomendação das diretrizes mais recentes, como a que citamos acima, devidamente referenciada, pode ajudar clínicos e pacientes a lidar melhor com um resultado falso positivo e, eventualmente, tornar o médico mais seletivo nas próximas solicitações. Como um exemplo positivo, podemos citar uma iniciativa na Holanda, que realizou sessões educativas com 29 reumatologistas em três hospitais diferentes, orientando sobre a correta utilização do teste ANA e as consequências danosas do excesso de solicitações para os pacientes. Como resultado, observou-se uma redução no número de solicitações e na melhoria de outros desfechos qualitativos, como o número de repetições desnecessárias. [100]

Quadro 4. A maioria das mais de 800 solicitações do exame de anticorpos antinucleares em um hospital universitário americano não atendia às recomendações das diretrizes mais recentes

Escolha inapropriada	Frequência (n = 851)	Especialidade que requisitou a maioria dos testes
Teste FAN realizado em pacientes com diagnóstico estabelecido de LES	91 (10,7%)	Nefrologia Medicina interna Reumatologia
ANAs individuais solicitados juntamente com o teste inicial de FAN	223 (26,2%)	Nefrologia Medicina interna Reumatologia
FAN solicitado para fadiga, mal-estar e outros sintomas inespecíficos	264 (31,02%)	Medicina interna Medicina de família

FAN: fator antinuclear; LES: lúpus eritematoso sistêmico; ANAs: anticorpos antinucleares

O exame de anticorpos antitireoglobulina

COMO INTERPRETAR RESULTADOS DE METODOLOGIAS DIFERENTES?

A cena pode estar acontecendo agora, em algum lugar do mundo. Diante de um exame de TSH um pouco elevado em um paciente sem sintomas e com T4 livre normal, o clínico decidiu solicitar exames que quantifiquem autoanticorpos tireoideanos. O primeiro resultado de antitireoglobulina apresenta um aumento discreto em relação ao intervalo de referência e o médico solicita a repetição do teste, como confirmação. Até aí, tudo certo. Por alguma razão o paciente troca de laboratório e o resultado vem diferente do primeiro, ainda mais alto, mas, para surpresa do clínico, dentro do intervalo de referência, que agora era diferente. Como chegar a conclusões baseadas nestes resultados? Difícil tarefa... o médico pode optar por validar o segundo resultado como normal e encerrar por hora as investigações, mas, e o paciente? Todos aceitariam uma situação em que um determinado exame com um resultado fosse alterado e outro, mais alto que o primeiro, fosse normal? O próprio clínico ficou confortável com sua decisão? E o laboratório? Se for chamado a dar explicações, saberá qual a razão por trás dessa aparente falta de lógica. No Quadro 5, descrevemos os resultados deste caso.

Como discutimos no Capítulo 5, um dos problemas mais comuns em laboratório clínico é a falta de harmonização entre diferentes metodologias. Este fato é mais co-

Quadro 5 Resultados de antitireoglobulina em laboratórios e datas diferentes

Resultado 1 data: 04/05/2023 Laboratório X: Antitireoglobulina: 8,6 UI/mL - método: quimioluminescência (VR: abaixo de 4,0 UI/mL)	Resultado 2 data: 05/06/2023 Laboratório Y: Antitireoglobulina: 11,2 IU/mL - método quimioluminescência (VR: abaixo de 40 IU/mL)

mum em imunoensaios (como a quimioluminescência) e em marcadores mais recentes. Muitos esforços têm sido feitos por entidades internacionais para que este problema seja superado e, em alguns casos, como o da hemoglobina A1c ou do hormônio tireoestimulante (TSH), os resultados foram animadores. A falta de harmonização entre metodologias impacta a comparabilidade de resultados que vieram de laboratórios diferentes. O resultado não está tecnicamente errado, os cuidados pré-analíticos e analíticos foram seguidos e o número que está expresso no laudo foi liberado com segurança pelo analista. O problema aparece quando outro teste igual é solicitado e o paciente realiza em outro laboratório. O que era para ser uma confirmação pode virar uma dor de cabeça, como o do exemplo acima. Percebam que a metodologia descrita pelos dois laudos é a mesma: quimioluminescência. Aí reside o primeiro erro desse caso. Não basta colocar o método genérico, é preciso detalhar a plataforma, o fabricante, pois as diferenças estão quase sempre nos detalhes. A maioria dos *kits* de reagentes de imunoensaios (técnicas utilizadas principalmente em quantificações hormonais e nos chamados testes sorológicos) utiliza a quimioluminescência como base. Na verdade, ela é a fase final da reação, a revelação da quantidade de analito que foi capturada pelo anticorpo que estava no reagente e que estava "marcado" com uma enzima. No fim do imunoensaio, um substrato quimioluminescente reage com a enzima e a emissão de luz é proporcional à quantidade do que se estava pesquisando. Obviamente, trata-se de uma descrição simplória de uma reação muito complexa, feita aqui apenas a título de ilustração. O que queremos assinalar é que a chamada quimioluminescência é apenas a fase final do método e que diferenças substanciais podem acontecer nas fases anteriores, em testes que supostamente pesquisam a mesma coisa, a depender do anticorpo que foi utilizado, da fase sólida (local onde acontece a reação antígeno-anticorpo), entre outras dezenas de variáveis que não são o foco de nosso livro. A primeira recomendação, portanto, é descrever a metodologia, citando o fabricante e a plataforma utilizada.

Observem agora as unidades dos dois laudos. Elas significam a mesma coisa (Unidades Internacionais/mL) mas podem aparecer descritas de maneiras diferentes. De fato, em alguns parâmetros laboratoriais podem existir mais de uma unidade, o que, logicamente, afeta a interpretação, ou duas maneiras de expressar a mesma unidade de medida, o que ocorreu neste caso. Utilizar a forma UI é sempre preferencial, mas nem sempre ocorre. O que temos até aqui, portanto, é o mesmo exame, feito em laboratórios distintos, supostamente com a mesma metodologia e mesma unidade de medida, expressas, no entanto, de maneira distinta que pode levar a equívocos.

O grande problema é a interpretação que o clínico tem de fazer. Ele olha o chamado "valor de referência" e encontra um teste dizendo que resultados acima de 4,0 UI/ mL são "positivos" para anticorpos antitireoglobulina e o outro (teoricamente da mesma metodologia) afirmando que para ser considerado positivo é preciso ter níveis

Caso Prático 3: O Exame de Anticorpos Antitireoglobulina **133**

sanguíneos superiores a 40 UI/mL (10 vezes mais). O médico caiu numa "armadilha" e não consegue, com razão, definir a condição de seu paciente em relação a esse autoanticorpo tireoideano. A culpa não é dele. Os laudos dos exames têm omissões e o responsável que assina foi induzido ao erro também pelos fabricantes dos reagentes. Não há como interpretar esses exames.

Um artigo de pesquisadores italianos pode ser a chave para a solução desse problema. Cientes da falta de harmonização dos testes de antireoglobulina (que também são usados em conjunto com a quantificação da própria tireoglobulina no acompanhamento de câncer da tireoide) eles decidiram avaliar 11 dos principais reagentes disponíveis no mercado, todos baseados em quimioluminescência. [101]

Seguindo diretrizes validadas para a obtenção de intervalos de referência, eles selecionaram 120 indivíduos meticulosamente definidos como eutireoideos e analisaram seus soros, quantificando anticorpos antitireoglobulina em 11 plataformas diferentes de quimioluminescência, na tentativa de obtenção do limite superior de referência e para verificar a harmonização das metodologias. As conclusões do estudo esclarecem muito a confusão que pode advir da tentativa de comparar exames que supostamente deveriam medir a mesma coisa, mas foram realizados por reagentes e equipamentos distintos. A primeira conclusão relevante é que há uma grande variabilidade entre os diferentes métodos. Em 45 pares de combinações entre os resultados dos fabricantes estudados, apenas em 11 delas não houve diferença estatisticamente significativa entre as medianas. O laudo de um exame de antitireoglobulina, baseado nessa evidência, deve conter a observação: "Não é possível comparar resultados deste exame, se realizado por diferentes metodologias". Além disso, a descrição do método deve ter nome e sobrenome, ou seja, quimioluminescência mais o nome do fabricante do reagente. Somente resultados de equipamentos e fornecedores iguais podem ser comparados. Ao médico, a sugestão é a repetição de exames de antitireoglobulina (e muitos outros, infelizmente) apenas no mesmo laboratório. Essa foi a omissão dos laboratórios do nosso exemplo. Ao citarem a metodologia apenas como quimioluminescência, deram a falsa impressão a quem interpreta o laudo de que os métodos eram iguais e, como vemos, não são. A segunda conclusão do estudo italiano compromete os fabricantes e quem utiliza os intervalos de referência propostos por eles na bula dos reagentes. Os pesquisadores determinaram qual seria o limite superior de referência de antitireoglobulina para cada um dos fabricantes e o Quadro 6 demonstra os resultados.

Observem as diferenças (na coluna delta) entre o valor de referência obtido pelos pesquisadores (que temos motivos razoáveis para aceitar como corretos) e os descritos pelos fabricantes em suas bulas. Apenas um deles tem um resultado aceitável, com 2,33% de diferença. Não há como confiar nos demais limites estabelecidos pelas bulas. Caso o laboratório opte por usá-los (e a maioria utiliza) levará ao erro o clínico que interpreta seus resultados. Voltemos ao nosso caso prático e imaginemos que o labo-

Quadro 6 Limite superior de referência de antitireoglobulina dos fabricantes (m-URL) comparado com o obtido em um estudo com 120 indivíduos de referência (e-URL)[101]

Método	Número de indivíduos	m-URL (UI/mL)	e-URL (IC90%) (UI/mL)	Delta (%)
AIA	120	13,6	6,82 (5 a 15,7)	49,85
ARC	120	4,11	5,66 (3,29 a 11,64)	37,71
CEN	120	60	27,44 (21,9 a 52,0)	54,27
CL2	120	6,8	2,63 (1,15 a 4,08)	61,32
COB	120	115	43,69 (21,16 a 70,88)	62,00
IMM	120	40	4,46 (3,26 a 9,41)	88,85
KRY	120	33	32,33 (25,14 a 41,61)	2,33
LIA	120	100	24,93 (14,37 a 43,91)	75,07
LUM	120	55,4	21,07 (12,3 a 32,8)	61,97
MAG	120	30	34,23 (29,46 a 69,36)	14,1
PHA	120	60	25,93 (21,0 a 48,0)	56,78

e-URL: percentil 97,5; Delta = I m-URL − e-URL I/m-URL × 100.

ratório X que fez o primeiro exame utilize o equipamento ARC e obtenha o resultado de 8, 6 UI/mL. Utilizando o valor de referência da bula (e, nesse caso, mesmo o valor correto, obtido pelo estudo) o paciente seria classificado como "positivo". Como uma repetição foi sugerida pelo médico, o paciente dirige-se a outro laboratório para fazer o mesmo exame. O segundo serviço utiliza o equipamento IMM (igualmente quimioluminescência) e o resultado foi de 11,2 UI/mL, similar ao anterior. Mas eis que o valor de referência da bula (40 UI/mL) é citado no laudo e o nosso paciente passa a ser classificado como "negativo". Observem que, caso o laboratório Y tivesse acesso aos resultados do estudo italiano, poderia, corretamente, optar pelo limite superior de referência obtido pelos pesquisadores, que seguiram diretrizes validadas para tal, e, surpresa, o paciente continuaria "positivo", pois o limite de referência, na verdade seria de 4,46 UI/mL. A omissão da metodologia completa e a confiança de que os valores de referência da bula estão corretos levaram a um erro laboratorial que não tem nada a ver com as fases pré-analíticas e analíticas. Na hora da verdade, infelizmente, o exame falhou.

A falta de harmonização reflete tanto na comutabilidade dos resultados quanto dos valores de referência de métodos distintos. É preciso ter cautela na utilização de limites normais sugeridos nas bulas, pois os fabricantes não são cobrados a obterem intervalos de referência seguindo diretrizes validadas. Também é preciso descrever a metodologia com mais detalhes, colocando observações que alertem aos clínicos das possíveis dificuldades na interpretação. Um laudo corretamente elaborado para esse exame seria, a nosso ver, assim:

Caso Prático 4: A Sorologia para Doença Celíaca e a Subutilização de Exames Laboratoriais **135**

> Laboratório Z
> Exame: antitireoglobulina - método: quimiolumniescência (Immulite - Siemens)
> Resultado: 11,2 UI/mL (VR: abaixo de 4,9).
>
> Referência 101:.*D'Aurizio F, Metus P, Ferrari A, Caruso B, Castello R, Villalta D, Steffan A, Gaspardo K, Pesente F, Bizzaro N, Tonutti E, Valverde S, Cosma C, Plebani M, Tozzoli R. Definition of the upper reference limit for thyroglobulin antibodies according to the National Academy of Clinical Biochemistry guidelines: comparison of eleven different automated methods. Auto Immun Highlights. 2017.*
>
> Observação: Resultados realizados por metodologias distintas não devem ser comparados. Acompanhamento de resultados somente com o mesmo método.

Revisar constantemente os laudos, validando valores de referência conforme a norma do CLSI, verificar na literatura artigos sobre harmonização de testes e descrever corretamente as metodologias utilizadas no laudo são apenas algumas das providências que o responsável pelo laboratório deve tomar para que o seu esforço das etapas pré-analíticas e analíticas não seja em vão. Embora não seja considerado relevante por muitos profissionais da área, a má interpretação por parte do clínico de um resultado correto, induzida pela adoção de um intervalo de referência inadequado, é um erro grave, que compromete a qualidade do exame e para o qual não se pode dar de ombros. Fatos similares a esse, com consequências mais ou menos danosas aos pacientes, podem ocorrer com vários parâmetros laboratoriais, como alguns marcadores tumorais (CEA e Ca19-9, por exemplo), alguns hormônios (testosterona e PTH, por exemplo), entre outros. Ainda há um longo caminho a percorrer para que a maioria dos resultados e intervalos de referência sejam comparáveis entre os diferentes laboratórios. Implantar um novo parâmetro em sua rotina sem saber qual a comparabilidade da metodologia escolhida em relação a outras disponíveis, pode levar a equívocos que devem ser evitados pelo responsável pelo serviço. Muitas entidades trabalham com este tema e avanços já foram alcançados. A situação atualizada dos esforços de harmonização da maioria dos analitos importantes do laboratório clínico pode ser consultada no site www.harmonization.net

A sorologia para doença celíaca e a subutilização de exames laboratoriais

4

Em 2022, um estudo populacional sobre a prevalência da doença celíaca na Noruega chamou a atenção do mundo e confirmou uma suspeita que já havia sido levantada por outros pesquisadores: a doença é subdiagnosticada. [102]

Mais de 12.000 habitantes da cidade de Tromso foram arrolados nesse estudo, que iniciou com a realização de testes sorológicos para doença celíaca (antitransglutaminase IgA e antigliadina deaminada IgG). Indivíduos com resultados elevados desses marcadores submeteram-se à endoscopia com biópsia intestinal. A prevalência de doença celíaca nessa população foi de 1,47%, um valor dentro do esperado. O que surpreendeu foi que 75% dos indivíduos identificados não sabiam da sua condição e tiveram melhora na sua qualidade de vida com a introdução de uma dieta sem glúten. Se esta situação de subdiagnóstico aconteceu em um país com sistema de saúde tão avançado como a Noruega, o que esperar do Brasil? A maioria desses pacientes com doença celíaca não identificada apresentam poucos ou nenhum sintoma gastrointestinal. Apesar disso, seu reconhecimento e posterior introdução de uma dieta sem glúten melhora a sua qualidade de vida e algumas consequências silenciosas da doença (como a osteopenia e anemia, por exemplo) não progridem.

Claramente, trata-se de uma subutilização de exames laboratoriais, que deveriam ser solicitados com mais frequência, mesmo por não especialistas. Embora a triagem de assintomáticos ainda não seja indicada, muitas situações do dia a dia da atenção primária ou da consulta de *check up* poderiam ensejar a solicitação da sorologia para doença celíaca. Como a não solicitação de um exame adequado pode ser considerada um erro laboratorial, cabe aos analistas clínicos atuarem para diminuir a subutilização destes (e de outros) testes. O caminho é a comunicação com os prescritores, que pode acontecer de diversas formas, dependendo do cenário onde o laboratório atua (hospital, ambulatorial, saúde pública etc.). Reuniões técnicas, boletins informativos, comentários nos laudos. Há que se criar maneiras de melhorar a qualidade das solicitações de exames e, como nesse caso da doença celíaca, possibilitar mais diagnósticos, com a consequente melhoria dos desfechos de saúde dos clientes do serviço. A linguagem dessa comunicação, já sabemos, deve ser a da medicina baseada em evidências. Temos de buscar na literatura as "provas" epidemiológicas que mostrem a necessidade de mais solicitação de exames sorológicos de doença celíaca (ou outros que estiverem na mesma situação), entendendo a posição do médico e buscando mostrar a ele para quem o exame é indicado e quais as melhores alternativas disponíveis.

O estudo populacional da Noruega utilizou os testes de antitransglutaminase IgA (TTG-A) e antigliadina deaminada IgG. O primeiro teste teve sensibilidade e especificidade de 95% entre os 173 pacientes submetidos à biópsia. Em uma metanálise recente, os valores agrupados de sensibilidade e especificidade desse marcador em adultos ficaram em 91% e 87%. [103] Embora estabelecer pontos de corte seguros para determinar a acurácia desses exames ainda seja uma tarefa complexa e não haja harmonização entre os diversos fabricantes de reagentes e suas metodologias, é consenso que o primeiro teste a ser solicitado na investigação de doença celíaca é o de antitransglutaminase IgA. [104] Caso o paciente nunca tenha feito dosagem de IgA total, o médico deve solicitar esta quantificação concomitantemente, pois, havendo deficiência deste anticorpo, os resultados da TTG-A não são confiáveis. Em pediatria o ponto de corte utilizado para diagnóstico de doença celíaca é de 10 vezes o limite superior do intervalo de referência. Nas crianças, o diagnóstico sorológico já é aceito sem biópsia confirmatória e este critério já começa a ser avaliado também em adultos.

Divulgar algoritmos diagnósticos baseados nas diretrizes internacionais aos clínicos de atenção primária pode ser o início do caminho da melhoria na utilização desses exames. Há vários tipos de testes sorológicos para a doença celíaca, a qualidade das metodologias evoluiu muito nos últimos anos e, com certeza, muitos médicos não especialistas, com a missão de fazer o diagnóstico inicial, não dominam todas as informações. Há também, nesse caso específico, alguns cuidados na avaliação do paciente na hora de solicitar o exame. No caso de o indivíduo estar em dieta livre de glúten, a solicitação de testes sorológicos é contraindicada, pois podem ter resultados falso negativos. Para estes pacientes indicam-se os testes genéticos, que são marcadores da predisposição à doença (HLA DQ2-DQ8).

Além da orientação sobre qual teste utilizar, o laboratório pode, também baseado em evidências, sugerir para quais grupos de pacientes sem sintomas gastrointestinais a sorologia para doença celíaca pode ser indicada. Como demonstrado no levantamento populacional norueguês é possível inferir que a maioria dos indivíduos intolerantes ao glúten estejam sem diagnóstico. Como os sintomas podem ser pouco sugestivos, a busca ativa através da sorologia é indicada em algumas situações: anemia crônica sem causa definida, elevação das transaminases séricas sem motivo aparente, doenças da tireoide, perda de peso, síndrome de Down, pessoas com familiares em primeiro grau com doença celíaca confirmada, entre outras.

Na visão laboratorial centrada no paciente, é fundamental que as interações ocorram nos momentos-chave que acontecem fora das paredes do laboratório, pois o exame começa na hora da solicitação. Encontrar alternativas para o uso racional das análises clínicas é papel do responsável técnico pelo serviço de diagnóstico. O caso da sorologia para doença celíaca é apenas uma ilustração de que, embora o excesso de uso de exames seja tema mais frequente das publicações, a subutilização também ocorre em uma proporção bastante alta. Tanto em uma situação quanto em outra temos de atuar. Por motivos óbvios, o profissional de laboratório fica mais confortável ao sugerir a inclusão de exames, mas a preocupação com o excesso também é pertinente, pois revela que o laboratório está trabalhando focado no paciente e que não tem sentido desperdiçar recursos em testes pouco úteis e tampouco perder oportunidades diagnósticas por deixar de usar o exame adequado na hora certa. Basear as recomendações de uso racional nas melhores evidências é fundamental para a credibilidade das informações e, por conseguinte, para a imagem do laboratório junto aos clínicos usuários dos serviços.

Eficácia, efetividade e eficiência de um teste laboratorial

5

Os três termos do título acima parecem sinônimos e muitas vezes são utilizados assim. Na verdade, eficácia, eficiência e efetividade não querem dizer a mesma coisa e, na área da saúde, costumamos defini-los como segue:

EFICÁCIA é a capacidade de uma determinada intervenção em condições ideais ou controladas.

EFETIVIDADE é a capacidade desta intervenção obter resultados significativos para os pacientes na prática clínica.

EFICIÊNCIA é a capacidade de fazer mais com menos recursos.

Avaliar o desempenho de um exame laboratorial levando em conta essas três dimensões não é tarefa fácil, como já vimos no Capítulo 5. Para além da avaliação de acurácia diagnóstica, há a necessidade de expandir essa apreciação para aferir se a introdução do teste afeta os desfechos de saúde nos pacientes e também o impacto econômico dessa nova conduta. Na Figura 21 deste livro está representado um modelo cíclico de avaliação de exames, onde os diferentes atributos de eficácia, eficiência e efetividade estão ligados ao caminho clínico ou algoritmo de decisão em que o teste é utilizado, pois o resultado de qualquer procedimento diagnóstico vai ocorrer apenas se as decisões corretas forem tomadas, baseadas nas informações que o seu resultado forneceu.

O National Health Institute for Health Care and Excellence (NICE) é uma organização do Reino Unido que avalia os procedimentos de saúde baseado nas melhores evidências e na eficiência econômica. Em um de seus programas, o *Diagnostic Guidance*, o Instituto avalia novas tecnologias diagnósticas para implantação no sistema nacional de saúde britânico, que é totalmente financiado pelos pagadores de impostos. Na sua página na web (nice.org.uk), podemos ter acesso a vários pareceres sobre a aplicabilidade de testes laboratoriais. Como se trata de uma avaliação estruturada e completa, vamos utilizar uma de suas recomendações como ilustração de como uma análise da implantação de um novo exame deveria ser realizada.

Em 2019, foi publicado pelo NICE a diretriz sobre a utilização do teste rápido para a pesquisa de *Streptococcus* grupo A em orofaringe em indivíduos maiores de 5 anos com sintomas de faringite. Vamos descrever o passo a passo da avaliação para entendermos o processo. A primeira fase é sobre o teste em si. Há uma descrição sobre a doença e a relevância da identificação do agente etiológico, levando em conta a necessidade de diminuir a utilização desnecessária de antibióticos (a maioria das faringites é viral) e a ocorrência de sequelas raras, mas relevantes, após uma infecção estreptocócica, como a febre reumática e a glomerulonefrite. Há também o detalhamento do caminho clínico sugerido aos profissionais na avaliação da dor de garganta e é neste contexto específico que a análise de desempenho do teste será avaliada. Segundo esse roteiro, o clínico deve avaliar o paciente utilizando os critérios de Centor e FeverPAIN e, a partir do resultado dessa avaliação, indicar ou não antibióticos. O *clinical pathway* é bem detalhado e não é nosso objetivo abordá-lo com profundidade, apenas reforçar que é preciso utilizar um algoritmo de decisão para posicionar o teste a fim de realizar a sua avaliação baseada em desfechos. No caso específico, o teste rápido poderia ser aplicado nos pacientes com escores mais altos nos critérios de avaliação clínica sugeridos, podendo fornecer uma confirmação da etiologia bacteriana, além de uma orientação rápida sobre a escolha do antibiótico mais adequado. Então, o exame seria um confirmatório, sendo somente indicado em pacientes com alta probabilidade pré-teste baseada no exame clínico, que é, como vimos, o cenário ideal de utilização de testes diagnósticos.

A diretriz segue, listando quais tecnologias foram avaliadas, no caso 17 imunoensaios de detecção de antígenos de fabricantes distintos e 4 ensaios moleculares baseados em reação em cadeia da polimerase (PCR) e amplificação isotérmica de ácidos nucleicos. O comparador utilizado foi a decisão clínica de utilizar antibióticos baseada nos critérios escolhidos (Centor e FeverPAIN). O padrão ouro utilizado para a avaliação da acurácia dos testes índices foi a cultura de swab de orofaringe, este mesmo um exame que não tem 100% de acerto, como sabemos.

A segunda parte das recomendações do NICE são as evidências, buscadas na literatura por meio de uma revisão sistemática com critérios de inclusão (alguns detalhados acima) e exclusão predefinidos. Foram incluídos 38 estudos, sendo que 35 reportavam acurácia diagnóstica e 12 comportamento de prescrição de antibióticos (nove deles pesquisavam os dois desfechos). A prevalência da faringite estreptocócica variou de 15% a 49% entre os estudos e em apenas dois deles foram utilizados os critérios clínicos sugeridos como avaliação clínica. Os estudos de acurácia foram avaliados seguindo os critérios QUADAS 2 e todos tiveram risco de viés. Os estudos que reportaram comportamento dos prescritores foram avaliados por critérios Cochrane e Instituto Joanna Briggs. Nos dois trabalhos que avaliaram a acurácia dos exames em pacientes com alta probabilidade pré-teste (Centor 3 ou mais), a sensibilidade e a especificidade foram elevadas, ambas acima de 90%. Para os demais, que não traziam avaliação clínica inicial, os valores de sensibilidade variaram entre 68% a 100% e a especificidade entre 73% e 100%. Nos três ensaios randomizados que avaliaram a prescrição de antibióticos foi constatada redução no uso, com a aplicação do teste rápido. Foram ainda avaliados três estudos que analisaram a eficiência com critérios econômicos. Com os dados em mãos, os analistas do NICE simularam os benefícios econômicos da implantação do teste na rotina do caminho clínico em uso, comparando-o em diversos cenários com a manutenção da prescrição de antibióticos baseada apenas nos escores clínicos.

A próxima fase da avaliação é a discussão dos dados pelo comitê de especialistas. São consideradas várias perspectivas, como a utilidade clínica do teste, o impacto na prescrição de antibióticos e na resistência bacteriana, a opinião dos pacientes sobre o exame e o custo-benefício para o sistema de saúde, além de recomendações para pesquisas futuras no tema. A recomendação final do comitê, baseada nessa extensa e trabalhosa revisão, foi contrária à implantação dos testes rápidos para *Streptococcus* do grupo A na rotina, mesmo que uma redução na utilização de antibióticos possa ser esperada. Pesaram nessa instrução, o custo agregado ao fluxograma clínico, a incerteza sobre a diminuição da prescrição de antibióticos e a consideração de que as sequelas da infecção, embora graves, são raras.

Muitas lições podem ser aprendidas com essa diretriz do NICE: a percepção de que a acurácia diagnóstica não é suficiente para avaliar um exame, a valorização da probabilidade pré-teste como peça fundamental na correta aplicação de qualquer recurso diagnóstico adicional, o reconhecimento de que o teste por si só não gera benefício algum, exceto se posicionado em uma cadeia de eventos, como um caminho clínico, por exemplo, aonde decisões sejam tomadas a partir do resultado e, finalmente, saber que todos esses aspectos devem estar subordinados ao impacto econômico da medida, já que a realidade dos sistemas de saúde não permite desperdícios. Também por motivos já debatidos nesse livro, não podemos aplicar essas conclusões fora do cenário em que elas foram obtidas. A não recomendação do exame é totalmente baseada na realidade do sistema de saúde britânico e do caminho clínico utilizado como referência. Para entendermos o desempenho de eficácia, efetividade e eficiência na rotina ambulatorial de saúde pública no Brasil, por exemplo, teremos de refazer todo o processo com novas premissas e a recomendação final pode ser diferente.

Referências

1. Plebani M. The detection and prevention of errors in laboratory medicine. Ann Clin Biochem. 2010.
2. Lundberg GD. Acting on Significant Laboratory Results. JAMA.1981.
3. Siest G, Plebani M. CCLM: Evolving to meet the needs of today's laboratory professionals and scientists" Clinical Chemistry and Laboratory Medicine, 2008; 46(7).
4. CLSI. Defining, Establishing, and Verifying Reference Intervals in the Clinical Laboratory; Approved Guideline —Third Edition. CLSI document C28-A3. Wayne, PA: Clinical and Laboratory Standards Institute; 2008.
5. Richard C, Friedberg RS, Wagar EA, Stankovic AK, Valenstein PN. The Origin of Reference Intervals: A College of American Pathologists Q-Probes Study of "Normal Ranges" Used in 163 Clinical Laboratories. Arch Pathol Lab Med. 1 March 2007.
6. Adeli K, Higgins V, Seccombe D, Collier CP, Balion CM, Cembrowski G et al. CSCC Reference Interval Harmonization (hRI) Working Group. National Survey of Adult and Pediatric Reference Intervals in Clinical Laboratories across Canada: A Report of the CSCC Working Group on Reference Interval Harmonization. Clin Biochem. 2017.
7. CLSI. Defining, Establishing, and Verifying Reference Intervals in the Clinical Laboratory; Approved Guideline—Third Edition. CLSI document C28-A3. Wayne, PA: Clinical and Laboratory Standards Institute; 2008.
8. Tate JR. Troponin revisited 2008: assay performance. Clin Chem Lab Med. 2008; 46:1489-500.
9. Harris E, Boyd J. Statistical basis of reference values in laboratory medicine. CRC press. 1995.
10. Horn PS, Amadeo JP. Reference intervals: an update. Clinica Chimica Acta, 2003.

11. Wagner M. Aspectos básicos da descrição e sumarização em medicina. Jornal de Pediatria. 1998.

12. Hoffmann RG. Statistics in the practice of medicine. JAMA. 1963.

13. Katayev A, Balciza C, Seccombe WD. Establishing Reference Intervals for Clinical Laboratory Test Results: Is There a Better Way? American Journal of Clinical Pathology. February 2010.

14. Xavier F-A, Roser M-S, Alba A-T, Martí-Marcet MI, Dot-Bach D. Guideline for the production of multicentre physiological reference values using the same measurement system. A proposal of the Catalan Association for Clinical Laboratory Sciences. Clinical Chemistry and Laboratory Medicine (CCLM). 2004.

15. Rustad P, Felding P, Franzson L, Kairisto V, Lahti A, Mårtensson A et al. The Nordic Reference Interval Project 2000: recommended reference intervals for 25 common biochemical properties. Scand J Clin Lab Invest. 2004.

16. Rosenfeld et al. Valores de referência para exames laboratoriais de hemograma da população adulta brasileira: Pesquisa Nacional de Saúde Rev. Bras. Epidemiol. 2019.

17. Kiyoshi I et al. A global multicenter study on reference values: 2. Exploration of sources of variation across the countries, Clinica Chimica Acta. 2017.

18. Karanicolas e Guyatt. Evidence-Based Medicine and the Diagnostic Process. In: Evidence-Based Laboratory Medicine. AACC Press. 2007.

19. Ahlquist DA, Sargent, DJ, Loprinzi L et al. Stool DNA and Occult Blood Testing for Screen Detection of Colorectal Neoplasia. Ann Intern Med. 2008.

20. Ferreira JC, Patino CM. Understanding diagnostic tests. Part 3. J Bras Pneumol. 2018;44(1):4.

21. International Expert Committee report on the role of the A1C assay in the diagnosis of diabete. Diabetes Care. 2009.

22. Simpkin AL et al. Tolerating uncertainty - The next medical revolution? N Engl J. Med.2016.

23. Sandberg S, Carobene A, Bartlett B, Coskun A, Fernandez-Calle P, Jonker N. Biological variation: recent development and future challenges. Clinical Chemistry and Laboratory Medicine (CCLM). 2023;61(5).

24. McCormack JP, Holmes DT. Your results may vary: the imprecision of medical measurements. BMJ. 2020.

25. Iglesias N, Petersen Per H, Ricós C. Power function of the reference change value in relation to cut-off points, reference intervals and index of individuality. Clinical Chemistry and Laboratory Medicine (CCLM). 2005.

26. McCormack JP, Holmes DT. Your results may vary: the imprecision of medical measurements. BMJ. 2020.

27. Soo-Kyung Kim et al. Interpreting changes in consecutive laboratory results: clinician's perspectives on clinically significant change, Clinica Chimica Acta. 2023.

28. Faulkner WR, Meites S (eds.). Geriatric clinical chemistry reference values. AACC Press: Washington, DC.1994: p44.

29. Harris EK. Some theory of reference values. Clin Chem. 1976; 22:1343-50.

30. Aarsand AK, Fernandez-Calle P, Webster C, Coskun A, Gonzales-Lao E, Diaz-Garzon J et al. The EFLM Biological Variation Database. https://biologicalvariation.eu/ [acesso em 21/02/2023].

31. Soares AA, Cheuiche AV, Silva AS da, Rostirolla MJA, Jung LP, Horta BL et al. Low rates of automatic reporting of estimated glomerular filtration rate in Southern Brazilian laboratories. Clinical Biochemistry. 2013.

32. Hyltoft P, Per F, Callum G, Sandberg, S, Goldschmidt H. The Index of Individuality Is Often a Misinterpreted Quantity Characteristic. 1999; 37(6).

33. Petersen PH et al. Influence of Index of Individuality on False Positives in Repeated Sampling from Healthy Individuals. Clinical Chemistry and Laboratory Medicine. 2001.

34. Kenny DC, Fraser P, Petersen H, Kallner A. Consensus agreement. Scand J Clin Lab Invest. 1999.

35. Abdurrahman C, Sverre S, Ibrahim U, Cavusoglu C, Serteser M, Kilercik M, Aarsand AK. Personalized Reference Intervals in Laboratory Medicine: A New Model Based on Within-Subject Biological Variation, Clinical Chemistry. 2021; 67.

36. Miller WG, Gary L, Myers ER, Ashwood AA, Killeen EW, Ehlers GW et al. State of the Art in Trueness and Interlaboratory Harmonization for 10 Analytes in General Clinical Chemistry. Arch Pathol Lab Med. 1 May 2008.

37. Plebani M. Harmonization in laboratory medicine: more than clinical chemistry? Clinical Chemistry and Laboratory Medicine (CCLM). 2018.

38. Sckett DL, Rosenberg WMC, Gray JAM, Haynes RB, Richardson W S. Evidence based medicine: what it is and what it isn't. BMJ 1996.

39. Masic I, Miokovic M, Muhamedagic B. Evidence based medicine - new approaches and challenges. Acta Inform Med. 2008;16(4):219-25. doi: 10.5455/aim.2008.16.219-225. PMID: 24109156; PMCID: PMC3789163.

40. Greenberg, Epidemiologia Clínica. 3.a ed. Artmed 2001.

41. Grimes DA, Schulz KF. An overview of clinical research: the lay of the land. Lancet. 2002.

42. Krishnaswamy P, Lubien E, Clopton P, Koon J, Kazanegra R, Erin Wanner R et al. Utility of B-natriuretic peptide levels in identifying patients with left ventricular systolic or diastolic dysfunction, The American Journal of Medicine Volume 111, Issue 4,2001.

43. van Riet EE, Hoes AW, Wagenaar KP, Limburg A, Landman MA, Rutten FH. Epidemiology of heart failure: the prevalence of heart failure and ventricular dysfunction in older adults over time. A systematic review. Eur J Heart Fail. 2016.

44. Velanovich V. Bayesian Analysis in the Diagnostic Process. American Journal of Medical Quality. 1994.

45. Grimes DA, Schulz KF. Refining clinical diagnosis with likelihood ratios. Lancet. 2005.

46. Hoffman RM, Gilliland FD, Adams-Cameron M. et al. Prostate-specific antigen testing accuracy in community practice. BMC Fam Pract 3. 2002 (19).

47. Fletcher RH. Epidemiologia clínica: elementos essenciais Artmed 1996 3a ed.

48. Houben PH, Winkens RA, van der Weijden T, Vossen RC, Naus AJ, Grol RP. Reasons for ordering laboratory tests and relationship with frequency of abnormal results. Scand J Prim Health Care. 2010.

49. Wertman BG, Sostrin SV, Pavlova Z, Lundberg GD. Why do physicians order laboratory tests? A study of laboratory test request and use patterns. JAMA. 1980.

50. Lundberg GD. The Need for an Outcomes Research Agenda for Clinical Laboratory Testing. JAMA. 1998.

51. Mario P, Laposata M, Lundberg GD, MD, The Brain-to-Brain Loop Concept for Laboratory Testing 40 Years After Its Introduction, American Journal of Clinical Pathology, Volume 136, Issue 6, December 2011.

52. Deeks J. Assessing outcomes following tests, in: Price C, Christenson R (eds.). Evidence based laboratory medicine, principles, practices and outcomes. 2.a ed, AACC Press 2007.

53. Rodger M, Ramsay T, Fergusson D. Diagnostic randomized controlled trials: the final frontier. Trials. 2012.

54. Scholefield JH, Moss S, Sufi F et al. Effect of faecal occult blood screening on mortality from colorectal cancer: results from a randomised controlled trial. Gut 2002.

55. Moss SM, Hardcastle JD, Coleman DA, Robinson MH, Rodrigues VC. Interval cancers in a randomized controlled trial of screening for colorectal cancer using a faecal occult blood test. Int J Epidemiol. 1999.

56. Hamm et al. The prognostic value of Troponin T in unstable angina, N Engl J Med. 1992.

57. Siontis KC, Siontis GC, Contopoulos-Ioannidis DG, Ioannidis JP. Diagnostic tests often fail to lead to changes in patient outcomes. J Clin Epidemiol. 2014.

58. Fryback DG, Thornbury JR. The Efficacy of Diagnostic Imaging. Medical Decision Making. 1991.

59. Lord SJ, Irwig L, Simes RJ. When is measuring sensitivity and specificity sufficient to evaluate a diagnostic test, and when do we need randomized trials? Ann Intern Med. 2006.

60. Chew JS, Saleem M, Florkowski CM, George PM. Cystatin C--a paradigm of evidence based laboratory medicine. Clin Biochem Rev. 2008.

61. Horvath AR, Lord SJ, StJohn A, Sandberg S, Cobbaert CM, Lorenz S et al. Test Evaluation Working Group of the European Federation of Clinical Chemistry Laboratory Medicine. From biomarkers to medical tests: the changing landscape of test evaluation. Clin Chim Acta. 2014.

62. Bossuyt PM, Irwig L, Craig J, Glasziou P. Comparative accuracy: assessing new tests against existing diagnostic pathways. BMJ. 2006.

63. Lord SJ, St John A, Bossuyt PM, Sandberg S, Monaghan PJ, O'Kane M et al. Test Evaluation Working Group of the European Federation of Clinical Chemistry and Laboratory Medicine. Setting clinical performance specifications to develop and evaluate biomarkers for clinical use. Ann Clin Biochem. 2019.

64. Tuut MK, Burgers JS, van der Weijden T, Langendam MW. Do clinical practice guidelines consider evidence about diagnostic test consequences on patient-relevant outcomes? A critical document analysis. J Eval Clin Pract. 2022.

65. Screening programmes: a short guide. Increase effectiveness, maximize benefits and minimize harm. Copenhagen: WHO Regional Office for Europe; 2020.

66. Wilson JMG, Jungner G. Principles and practice of screening for disease. Geneva: World Health Organization; 1968.

67. Australian Institute of Health and Welfare 2018. Analysis of cancer outcomes and screening behaviour for national cancer screening programs in Australia.

68. US Preventive Services Task Force. Screening for Latent Tuberculosis Infection in Adults: US Preventive Services Task Force Recommendation Statement. JAMA. 2023.

69. Welch HG, Doherty GM. Saving Thyroids - Overtreatment of Small Papillary Cancers. N Engl J Med. 2018.

70. Welch HG, Black WC. Overdiagnosis in cancer. J Natl Cancer Inst. 2010.

71. Martin RM, Donovan JL, Turner EL, Metcalfe C, Young GJ, Walsh EI et al. CAP Trial Group. Effect of a Low-Intensity PSA-Based Screening Intervention on Prostate Cancer Mortality: The CAP Randomized Clinical Trial. JAMA. 2018.

72. Borregales LD, DeMeo G, Gu X, Cheng E, Dudley V, Schaeffer EM et al. Grade Migration of Prostate Cancer in the United States During the Last Decade. J Natl Cancer Inst. 2022.

73. Greene KL, Albertsen PC, Babaian RJ, Carter HB, Gann PH, Han M et al. Prostate specific antigen best practice statement: 2009 update. J Urol. 2009.

74. Murad MH, Asi N, Alsawas M et al. New evidence Pyramid. BMJ Evidence-Based Medicine 2016.

75. Spring B, Hitchcock K. Evidence-based practice in psychology. In Weiner IB, Craighead WE (eds.) Corsini's Encyclopedia of Psychology. 2009.

76. Damms A, Bischoff SC. Validation and clinical significance of a new calprotectin rapid test for the diagnosis of gastrointestinal diseases. Int J Colorectal Dis:.2008; 23, 985-92.

77. Jaeschke R, Guyatt G, Sackett DL et al. Users' Guides to the Medical Literature: III. How to Use an Article About a Diagnostic Test A. Are the Results of the Study Valid? JAMA. 1994.

78. Schmidt RL, Factor RE. Understanding Sources of Bias in Diagnostic Accuracy Studies. Arch Pathol Lab Med. 1 April 2013.

79. Nisenblat V, Bossuyt PMM, Shaikh R, Farquhar C, Jordan V, Scheffers CS et al. Blood biomarkers for the non-invasive diagnosis of endometriosis. Cochrane Database of Systematic Reviews. 2016.

80. Macaskill P, Takwoingi Y, Deeks JJ, Gatsonis C. Chapter 9: Understanding meta--analysis. Draft version (4 October 2022) for inclusion in: Deeks JJ, Bossuyt PM, Leeflang MM, Takwoingi Y, editor(s). Cochrane Handbook for Systematic Reviews of Diagnostic Test Accuracy Version 2. London: Cochrane.

81. Tejal K. Gandhi, Allen Kachalia, Eric J. Thomas et al. Missed and Delayed Diagnoses in the Ambulatory Setting: A Study of Closed Malpractice Claims. Ann Intern Med. 2006.

82. Hickner J, Thompson PJ, Wilkinson T, Epner P, Shaheen M, Pollock AM et al. Primary Care Physicians' Challenges in Ordering Clinical Laboratory Tests and Interpreting Results. The Journal of the American Board of Family Medicine. Mar 2014.

83. Reed RG et al. Laboratory's manner of reporting serum cholesterol affects clinical care. Clinical Chemistry, 1994.

84. Hasan S, Naugler C, Decker J, Fung M, Louise Morrin, Campbell NRC, Anderson TJ. Laboratory reporting of framingham risk score increases statin prescriptions in at-risk patients. Clinical Biochemistry. 2021.

85. Laposata M, Dighe A. "Pre-pre" and "post-post" analytical error: high-incidence patient safety hazards involving the clinical laboratory. Clin Chem Lab Med. 2007.

86. Laposata ME, Laposata M, Van Cott EM, Buchner DS, Kashalo MS, Dighe AS. Physician survey of a laboratory medicine interpretive service and evaluation of the influence of interpretations on laboratory test ordering. Arch Pathol Lab Med. 2004.

87. Barlow IM. Are biochemistry interpretative comments helpful? Results of a general practitioner and nurse practitioner survey. Annals of Clinical Biochemistry. 2008.

88. Vasikaran S, Loh TP. Interpretative commenting in clinical chemistry with worked examples for thyroid function test reports. Pract Lab Med. 2021.

89. Crawford ED, Leewansangtong S, Goktas S, Holthaus K, Baier M. Efficiency of prostate-specific antigen and digital rectal examination in screening, using 4.0 ng/ml and age-specific reference range as a cutoff for abnormal values. Prostate. 1999; 38: 296-302.

90. Oesterling JE, Jacobsen SJ, Chute CG, et al. Serum Prostate-Specific Antigen in a Community-Based Population of Healthy Men: Establishment of Age-Specific Reference Ranges. JAMA. 1993;270(7):860-4.

91. Catalona WJ et al. Selection of optimal prostate specific antigen cutoffs for early detection of prostate cancer: receiver operating characteristic curves. J Urol. 1994.
92. Schroder et al. Screening and Prostate-Cancer Mortality in a Randomized European Study. N Engl J Med 2009.
93. The NCCN Guidelines for Prostate Cancer Early Detection 2023.
94. Lilja H, Ulmert D, Björk T et al: Long-term prediction of prostate cancer in a large, representative Swedish cohort: Prostate kallikreins measured at age 44-50 predict prostate cancer up to 25 years before diagnosis. J Clin Oncol 2007.
95. Thompson IM, Pauler DK, Goodman PJ, Tangen CM, Lucia MS, Parnes HL et al. Prevalence of prostate cancer among men with a prostate-specific antigen level < or =4.0 ng per milliliter. N Engl J Med. 2004.
96. Rajendran R, Salazar JH, Seymour RL, Laposata M, Zahner CJ. "Overutilization and underutilization of autoantibody tests in patients with suspected autoimmune disorders" Diagnosis, 2021.
97. Epner PL, Gans JE, Graber ML. When diagnostic testing leads to harm: a new outcomes-based approach for laboratory medicine. BMJ Qual Saf. 2013.
98. Solomon DH, Kavanaugh AJ, Schur PH, American College of Rheumatology Ad Hoc Committee on Immunologic Testing Guidelines. Evidence-based guidelines for the use of immunologic tests: antinuclear antibody testing. Arthritis Rheum. 2002.
99. Sheth T, Alcid D. Choosing not so wisely: the tale of antinuclear antibody testing [abstract]. Arthritis Rheum 2014.
100. Lesuis N, Hulscher ME, Piek E, Demirel H, van der Laan-Baalbergen N, Meek I et al. Choosing Wisely in Daily Practice: An Intervention Study on Antinuclear Antibody Testing by Rheumatologists. Arthritis Care Res (Hoboken). 2016.
101. D'Aurizio F, Metus P, Ferrari A, Caruso B, Castello R, Villalta D et al.. Definition of the upper reference limit for thyroglobulin antibodies according to the National Academy of Clinical Biochemistry guidelines: comparison of eleven different automated methods. Auto Immun Highlights. 2017.
102. Kvamme JM., Sørbye S, Florholmen J et al. Population-based screening for celiac disease reveals that the majority of patients are undiagnosed and improve on a gluten-free diet. Sci Rep, 2022.
103. Sheppard AL, Elwenspoek MMC, Scott LJ, Corfield V, Everitt H, Gillett PM e al. Systematic review with meta-analysis: the accuracy of serological tests to support the diagnosis of coeliac disease. Aliment Pharmacol Ther. 2022.
104. Rubio-Tapia A, Hill ID, Semrad C, Kelly CP, Greer KB, Limketkai BN et al. American College of Gastroenterology Guidelines Update: Diagnosis and Management of Celiac Disease. The American Journal of Gastroenterology. 2023.

Índice Remissivo

A
Acurácia clínica de um teste diagnóstico,
    estudos, 21
    combinando múltiplos testes, efeito, 76
    especificidade, 21
    pontos de corte, 66
    sensibilidade, 21
    vieses nos artigos, 102
Anticorpos antitireoglobulina, 131
Avaliação de exames baseada em desfechos
    clínicos, 79
    testes de triagem e o excesso de
        diagnósticos, 89

B
BNP, 62

C
Ciclo laboratorial cérebro a cérebro, 82, 95
Curva ROC (*Reveiver operating Characteristics*),
    27, 67, 109

D
Data mining, 17
Doença celíaca, sorologia, 137

E
Eficácia, 104

Eficiência, 104
Ensaios clínicos randomizados, 61
Epidemiologia clínica aplicada ao laboratório, 57
Especificidade diagnóstica, 21, 63
Estudos
    acurácia clínica de um teste diagnóstico, 21,
        61
    caso-controle, 33, 60
    coorte, 33, 60
    epidemiológicos, 58
    transversais, 60
Evidências, busca e avaliação, 95
Exame de anticorpos antitireoglobulina, 131

F
Fator antinúcleo, 127

G
Guidelines, 32

H
Harmonização interlaboratorial e a interpretação
    de resultados, 49

I
Índice de individualidade, 42
Intervalo de referência, 1
    baseado na normalidade, 5

154 Índice Remissivo

controle de variáveis analíticas e pré-analíticas, 9
elaboração, 7
seleção da amostra, 7
transferência de valores de referência de fontes externas, 12
tratamento estatístico dos dados, 9

J

JAMA (*Journal of the American Medical Association*), 81, 99

L

Laudo laboratorial baseado em evidências, 113
conduta médica, 116
Likelihood ratio, 71, 79
Limite de decisão clínica como valor de referência, 19
curva ROC (*Reveiver operating Characteristics*), 27, 67, 109
estudos de acurácia clínica de um teste diagnóstico, 21
selecionando os pontos de corte na prática, 29

M

Medicina baseada em evidência, 19, 55, 97

N

Nova medida de acurácia: *likelihood ratio*, 71

O

Oddes Ratio, 76

P

Pontos de corte
efeitos na acurácia do teste, 66
seleção, 29, 67
População, 7
de referência, 8
PSA: um exame à procura de um valor de referência, 123

Q

QUADAS, questionário, 102, 107, 143

R

Razão de verossimilhança, 72

S

Screening, 89
Seleção da amostra, 7
Sensibilidade diagnóstica, 21, 63
Sorologia para doença celíaca e a subutilização de exames laboratoriais, 137

T

Testes laboratorial
efetividade, 141
eficácia, 141
eficiência, 141
triagem e o excesso de diagnósticos, 89
Transferência de valores de referência de fontes externas, 12

V

Validação
com 20 amostras, 16
maior poder estatístico, 17
subjetiva, 16
Valores de referência, 1
individuais ou personalizados, 46
preditivos positivo e negativo, 63
Variabilidade biológica, 37
diferença significativa entre dois exames sequenciais, 38
índice de individualidade, 42
interindividual, 37
intraindividual, 37
Vieses nos artigos de acurácia diagnóstica, 102
classificação, 103
espectro, 102
incorporação, 103
interpretação de resultados, 103
progressão da doença, 103
publicação, 104
verificação parcial, 103